Deutsch B1 / B2 in der Pflege

Lückentexte

Deutsch als Fremdsprache

Übungen zur Prüfungsvorbereitung

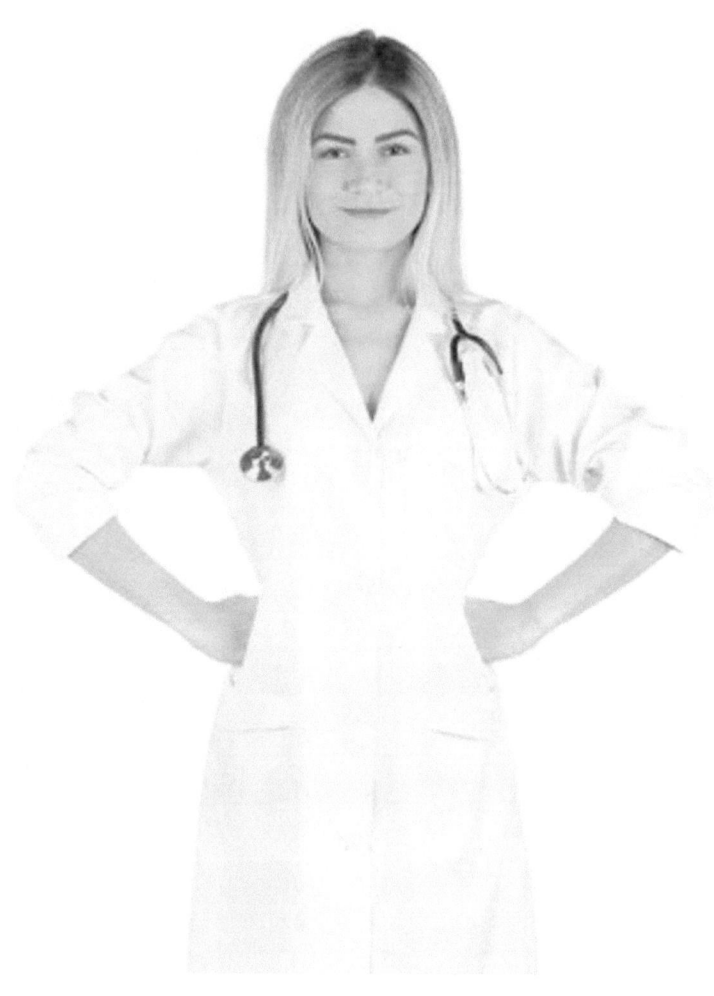

2.Auflage
© 2022, Reinhard Laun

Herstellung und Verlag:
BoD – Books on Demand,
Norderstedt
Deutschland

ISBN 9783756843060

Vorwort

Lückentexte sind bei vielen Deutschlernenden beliebt. Mit Hilfe dieser Übungen, die man teilweise auch bei offiziellen Sprachprüfungen findet, kann der Lernende sinnvoll seine Grammatikkenntnisse und seinen Wortschatz vertiefen.

Bei den Lückentext-Übungen bekommt man einen Text mit Lücken, in die man fehlende Wörter einsetzen muss.

Man muss diese Wörter aber nicht selbst überlegen, sondern man bekommt eine Auswahl aus Wörtern angeboten, aber nur eines der angebotenen Wörter passt in die Lücke!

Die Lückentextaufgaben können in der Regel nur dann fehlerfrei gelöst werden, wenn man den Kontext der Übung versteht.

Wenn man den Sinn und die Aussage des deutschen Satzes versteht, ist es normalerweise sehr leicht, das passende Wort für die Lücke zu finden.

Der Autor wünscht allen Lernenden viel Erfolg!

Inhaltsverzeichnis

1. Maßnahmen zur Desinfektion

Wenn man davon spricht, dass ein Gegenstand __1__ ist, heißt das, dass er 100%ig frei von allen lebenden Mikroorganismen oder Keimen ist.

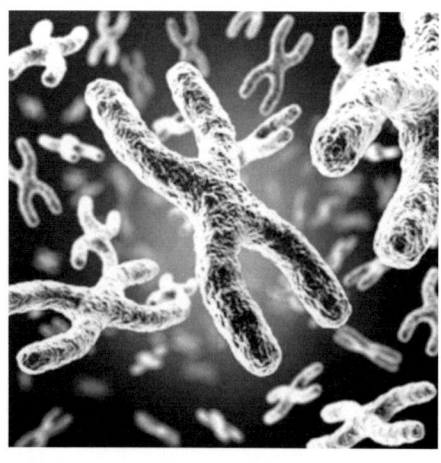 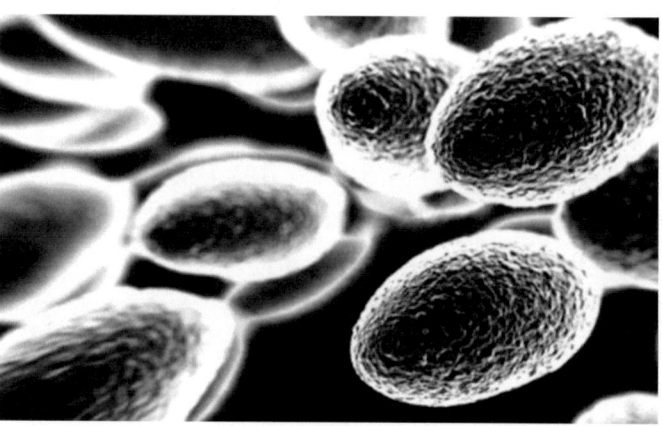

Unter __2__ versteht man Lebewesen tierischer oder pflanzlicher Natur, die mit dem bloßen Auge nicht zu erkennen sind.
Die krankmachenden Mikroorganismen nennt man auch pathogene __3__ oder Krankheitserreger.

Hierzu gehören zum Beispiel:
- Bakterien, Bazillen und Clostridien
- Viren
- Pilze (z.B. Faden- und Sproßpilze)
- Ricksettsien
- Protozoen (z.B. Rhizopoden, Infusorien und Sporozoen

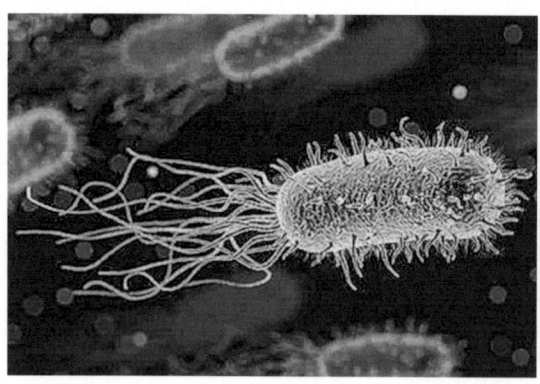 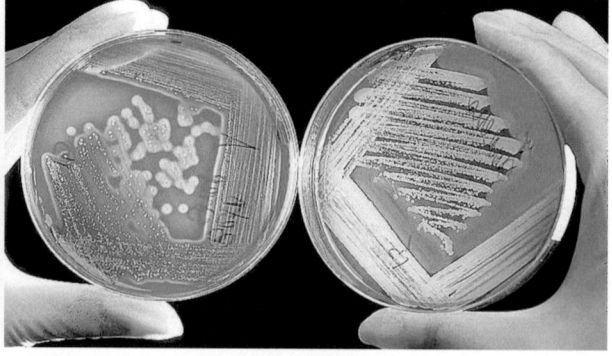

Die Besiedelung des menschlichen Körpers mit pathogenen Keimen nennt man __4__ . Die Erkrankung, die durch die starke __5__ der in den Körper eingedrungenen pathogenen Keime hervorgerufen wird, heißt Infektionskrankheit.

Bekannte __6__ sind beispielsweise Grippe, Angina, Tuberkulose, Gasbrand, Malaria, Typhus, Hepatitis, Enzephalitis, Meningitis, Wochenbettfieber usw. Es gibt verschiedene Möglichkeiten, sich mit pathogenen Keimen zu infizieren, wie zum Beispiel durch Kontakt- und Schmierinfektion, durch Tröpfcheninfektion, durch Staubinfektion und durch Nahrungsmittelinfektion.

Um die Gefahren einer Krankheitsübertragung zu mindern, sollen auch die in der Arztpraxis arbeitenden Mitarbeiterinnen Maßnahmen zur Desinfektion und Sterilisation sachgerecht durchführen können.

__7__ heißt, einen Gegenstand in einen Zustand zu versetzen, in dem er nicht mehr infizieren kann.

__8__ heißt, einen Gegenstand von allen vermehrungsfähigen Keimen freimachen.

__9__ oder Entseuchung ist die Abtötung der krankmachenden Keime.

__10__ ist die Abtötung aller Keime einschließlich ihrer Dauerformen (Sporen).

__11__ ist die Keimfreiheit aller Gegenstande, die mit der Wunde evtl. in Berührung kommen.

__12__ ist die Abtötung der krankmachenden Keime mit Hilfe chemischer Mittel in der Wunde selbst.

A	KEIME	B	STERIL
C	DESINFEKTION	D	MIKROORGANISMEN
E	ASEPSIS	F	ANTISEPSIS
G	INFEKTIONSKRANKHEITEN	H	STERILISIEREN
I	INFEKTION	J	DESINFIZIEREN
K	STERILISATION	L	VERMEHRUNG

2. Die Händedesinfektion

Bei der Händedesinfektion unterscheidet man zwischen hygienischer Händedesinfektion und ___1___ Händedesinfektion.

a) Hygienische Händedesinfektion:

Nach jedem Kontakt mit ___2___ Material — jedes Untersuchungsmaterial im ärztlichen Labor muss von vorne herein als möglicherweise ___3___ angesehen werden — wird eine hygienische Händedesinfektion durchgeführt.
Für die Reihenfolge der Arbeitsgänge gilt: Zuerst desinfizieren, ___4___ reinigen!

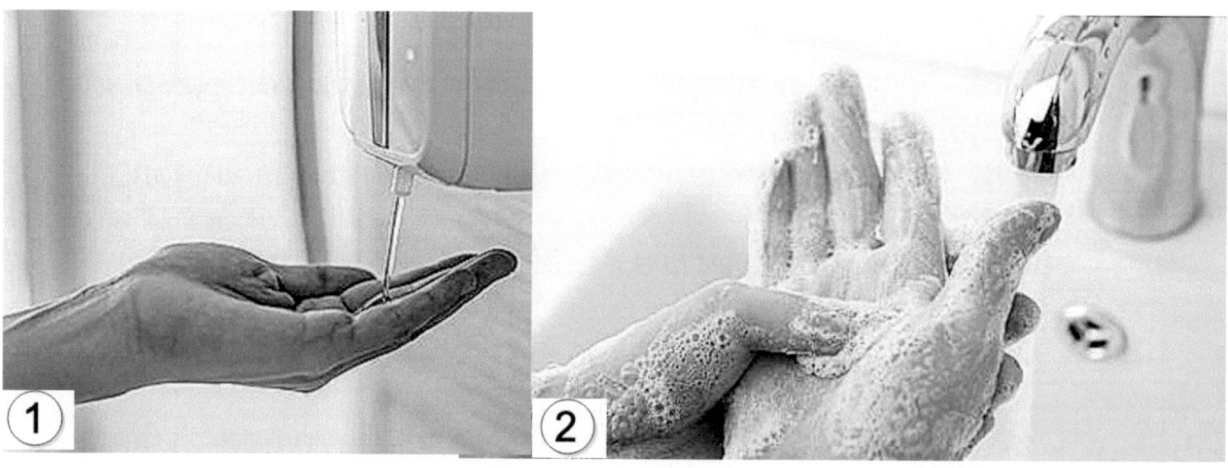

Verwendet werden Feindesinfektionsmittel (z.B. Ethanol, Isopropanol usw.), die gut ___5___ sind und etwa eine halbe Minute Einwirkzeit benötigen.
Die nach den Listen des RKI und der DGHM ausgewählten Händedesinfektionsmittel werden in der Regel als gebrauchsfertige Präparate in Wandspendern angeboten.
Die Schüsselmethode ist ___6___ .
Zur Händetrocknung sollen zur Verhinderung einer ___7___ nur Einweg-Handtücher (Papierhandtücher) eingesetzt werden.

b) Chirurgische Händedesinfektion:

Vor jedem chirurgischen Eingriff, auch vor Injektionen und Punktionen mit besonders ___8___ Anforderungen an die Aseptik, wird eine chirurgische Händedesinfektion durchgeführt.
Die Desinfektionsmittel sind die gleichen wie bei der ___9___ Händedesinfektion, jedoch gelten andere Einwirkzeiten und Desinfektionsmittelmengen.

Für die Reihenfolge der Arbeitsgänge gilt:
- Zuerst reinigen, danach ___10___ !
- 3 bis 5 Minuten Händereinigung unter fließend warmem Wasser mit Bürste und antiseptischer Seife; gereinigt wird auch im Bereich der Unterarme bis zum Ellenbogen und im Nagelbereich.
- 2 bis 5 Minuten Desinfektion der ___11___ und der Unterarme bis zum Ellenbogen.

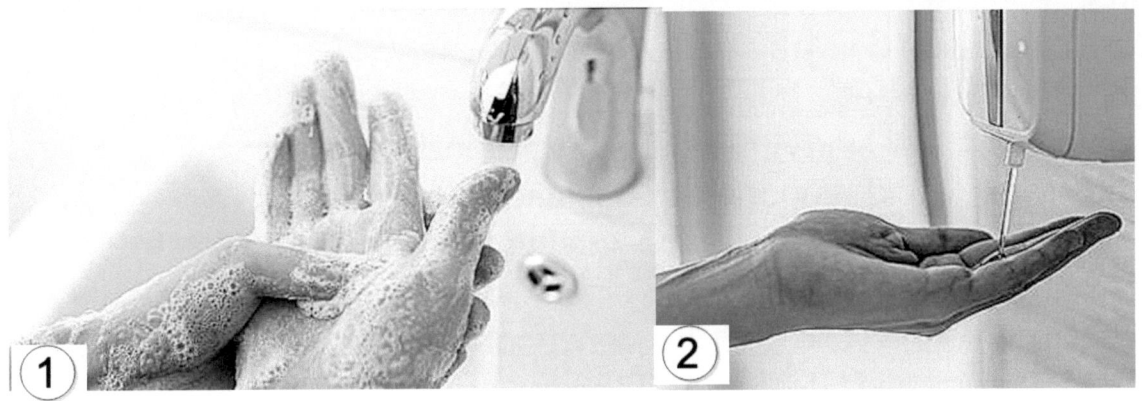

A	HOHEN	B	INFEKTIÖSEM	C	VERALTET
D	HYGIENISCHEN	E	INFEKTIÖS	F	DANACH
G	HAUTVERTRÄGLICH	H	HÄNDE	I	REINFEKTION
J	DESINFIZIEREN	K	CHIRURGISCHER		

3. Die Hautdesinfektion

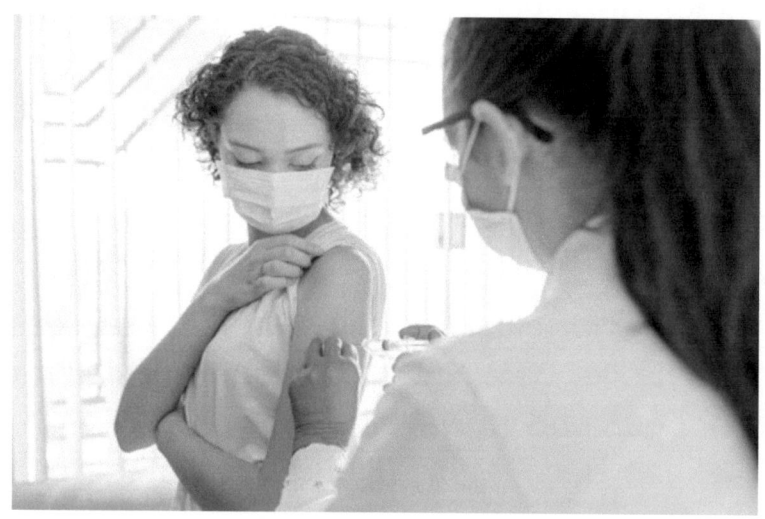

___1__ jeder Injektion, ___2__ , Blutabnahme, sowie vor ___3__
Eingriffen wird die entsprechende Hautpartie desinfiziert.
Für die Reihenfolge der Arbeitsgänge gilt:
Zuerst ___4__, danach ___5__!
Als Reinigungsmittel sind Äther oder Wundbenzin geeignet.
Achtung: ___6__ und Wundbenzin desinfizieren ___7__!
Nach der ___8__ erfolgt die Hautdesinfektion entweder mit einem
Hautdesinfektionsspray ___9__ mit einem Hautantiseptikum.
Grundsätzlich können alle ___10__ verwendet werden, die ___11__ bei
___12__ chirurgischen Händedesinfektion Anwendung finden.

A	PUNKTION	B	VOR	C	AUCH
D	CHIRURGISCHEN	E	DESINFIZIEREN	F	NICHT
G	REINIGEN	H	REINIGUNG	I	ODER
J	MITTEL	K	ÄTHER	L	DER

4. Desinfektion von Flächen und Inventar

- Krankmachende Keime überleben monatelang auf Oberflächen in Arztpraxen und Kliniken. Arztpraxen und Kliniken.
- Jeder pathogen ___1___ ist eine mögliche ___2___ .
- Wir finden die krankmachenden Keime nicht nur auf Türgriffen oder Handläufen, sondern auch auf Krankenhausbetten, Nachttischen und im Toiletten- und Badebereich (Toiletten, Badewannen, Duschen).
- Weitere mögliche Infektionsquellen sind der ___3___ und Flächen, die mit Körperflüssigkeiten in ___4___ gekommen sind.

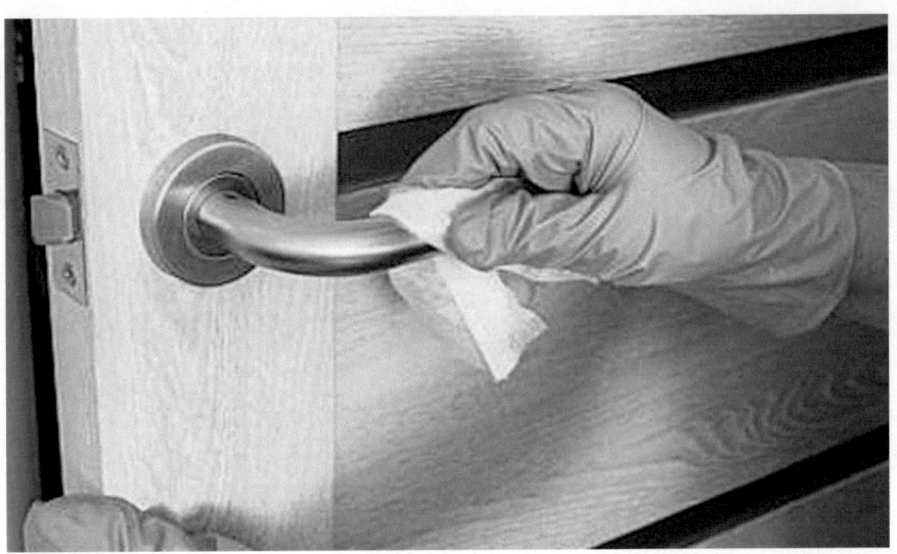

- Nach der ___5___ mit infektiösem Material erfolgt die systematische Keimreduktion bzw. Desinfektion der in Frage kommenden Oberflächen: Türen, Wände, Türklinken, Fensterbretter, Fußboden, Tische, Stühle, Untersuchungsliegen usw.
- Die kontaminierten Flächen werden mit einer entsprechenden ___6___ gründlich abgewischt.
- Die ___7___ des Mittels (Wirkstofftyps) richtet sich grundsätzlich nach dem ___8___ . Die Listen der DGHM und des Robert-Koch-Instituts sind zu beachten!
- Die ___9___ erfolgt in der Regel durch eine Scheuer- und Wischdesinfektion.
- Bei diesem Desinfektionsverfahren soll mit der 2-Eimer-Methode gearbeitet werden.

Die 2-Eimer Methode

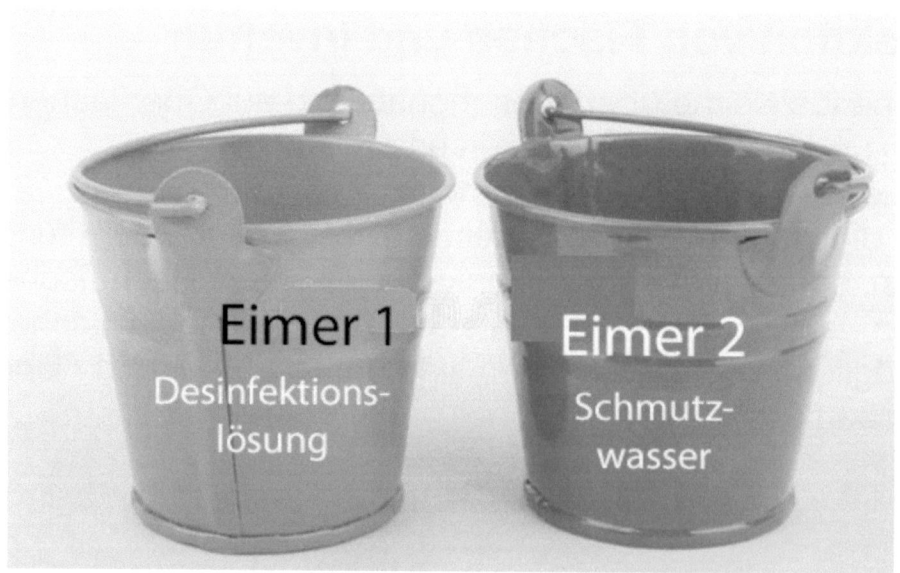

- Aus dem 1. Eimer wird die frische Desinfektionslösung genommen, in den 2. Eimer wird die schmutzige und gebrauchte Desinfektionslösung zurückgegeben.
- Selbstverständlich sollen auch bei dieser Arbeit ___10___ getragen werden.
- In jedem Fall muss auch die individuelle Einwirkzeit des Desinfektionspräparates eingehalten werden. Nur dann wird auch eine ausreichende keimreduzierende ___11___ erzielt.
- Eine weitere Möglichkeit der Flächendesinfektion ist die Bestrahlung mit kurzwelligem ultravioletten ___12___ (UV-Strahler).

A	INFEKTIONSQUELLE	B	KONTAKT
C	WIRKUNG	D	KONTAMINATION
E	FUßBODEN	F	HANDSCHUHE
G	DESINFEKTIONSLÖSUNG	H	LICHT
I	AUSWAHL	J	FLÄCHENDESINFEKTION
K	ERREGER	L	KEIM

5. Das Infektionsschutzgesetz - IfSG

Das Infektionsschutzgesetz (IfSG) trat am 01.01.2001 in ___1__ und und regelt, welche Krankheiten bei ___2__ , Erkrankung oder Tod und welche labordiagnostischen Nachweise von Erregern meldepflichtig sind.

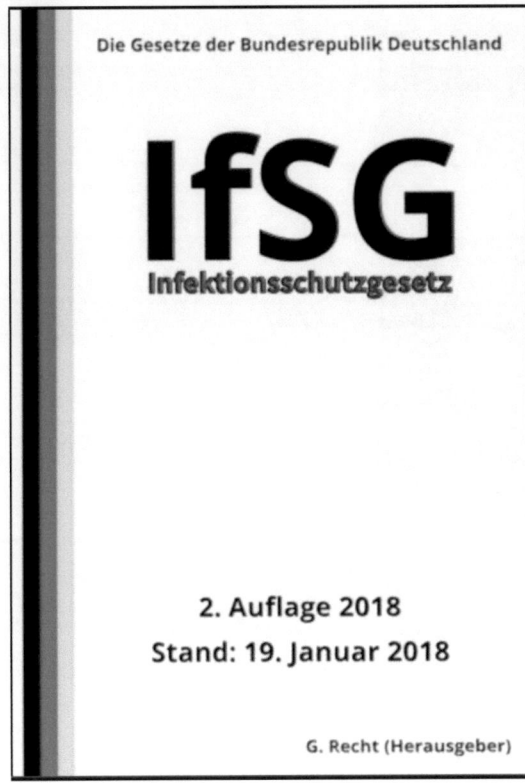

Die Gesetze der Bundesrepublik Deutschland

IfSG
Infektionsschutzgesetz

2. Auflage 2018
Stand: 19. Januar 2018

G. Recht (Herausgeber)

Bei meldepflichtigen Krankheiten handelt es sich um bestimmte übertragbare Infektionen, die einer ___3__ unterliegen und somit öffentlichen Behörden gemeldet werden müssen. Das bedeutet, dass Erregernachweis, ___4__ , Erkrankung oder ___5__ durch die im Gesetz genannten Krankheiten an das Gesundheitsamt bzw. die entsprechende Gesundheitsbehörde gemeldet werden müssen.
Weiterhin legt das ___6__ fest, welche Angaben von den Meldepflichtigen gemacht werden und welche dieser Angaben vom ___7__ weiter übermittelt werden.

An die zuständigen Stellen müssen bei Krankheitsverdacht, Erkrankung und Tod folgende Krankheiten gemeldet werden:
Botulismus, Cholera, schwerer Verlauf von Clostridium-difficile Infektion, Diphtherie, Creutzfeldt-Jakob-Krankheit (humane spongioforme, Enzephalopathie, HSE), Hepatitis A, Hepatitis B, Hepatitis C, Hepatitis D, Hepatitis E, hämolytisch-urämisches Syndrom (HUS), virusbedingtes Hämorrhagisches Fieber, Influenza-A-(H1N1) ("Schweinegrippe") sowie aviäre ___8__ ("Vogelgrippe"), Masern, Meningokokken-Meningitis oder – Sepsis, Milzbrand, Mumps, Pertussis, Poliomyelitis, Pest, Röteln, einschließlich Rötelnembryopathie, Tollwut, Typhus, Varizellen.
Auch die ___9__ gehören dazu!

Coronaviren wurden erstmals Mitte der 60er Jahre identifiziert. Sie können sowohl Menschen als auch verschiedene Tiere infizieren, darunter ___10__ und Säugetiere. Coronaviren verursachen in Menschen verschiedene Krankheiten, von gewöhnlichen Erkältungen bis hin zu Gefährlichen oder sogar potenziell tödlich verlaufenden Krankheiten wie dem Middle East Respiratory Syndrome (MERS) oder dem Severe Acute Respiratory Syndrome (SARS).

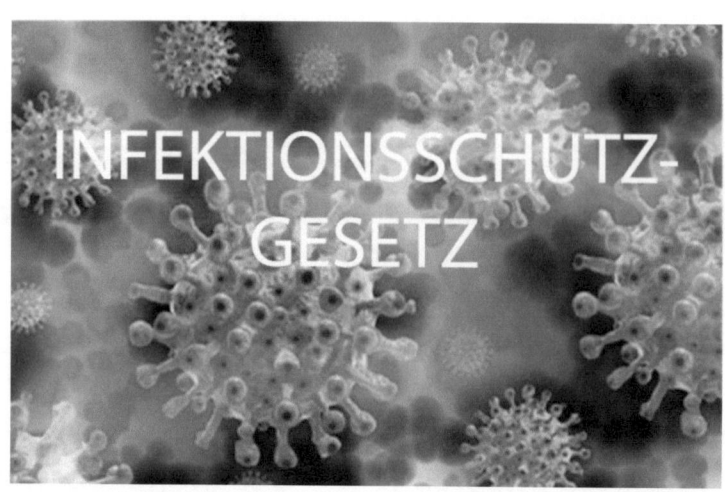

Seit ___11__ des Jahres 2020 ist das neuartige Coronavirus (SARS-CoV-2) dazugekommen. Das Corona-Virus ist von Mensch zu ___12__ übertragbar. Der Hauptübertragungsweg ist die Tröpfcheninfektion.

A	Corona-Viren	B	Gesetz
C	Meldepflicht	D	Gesundheitsamt
E	Influenza	F	Mensch
G	Tod	H	Anfang
I	Verdacht	J	Infektionsverdacht
K	Kraft	L	Vögel

6. Wofür stehen SARS-CoV-2 und Covid-19?

Seit Anfang ___1__ 2019 sind ausgehend von Wuhan, der Hauptstadt der zentralchinesischen Provinz Hubei, vermehrt Fälle von Atemwegserkrankungen durch ein neuartiges ___2__ (SARS-CoV-2) vorwiegend in China aufgetreten.
Die Krankheit wird von Mensch zu Mensch, primär über Sekrete der Atemwege, übertragen.
___3__ einer Inkubationszeit von bis zu 14 Tagen können folgende Symptome auftreten: Fieber, Husten, Atemnot.
Seit dem 11. Februar 2020 hat das ___4__ Coronavirus, das bislang vorläufig mit 2019-nCoV bezeichnet wurde, einen neuen Namen: SARS-CoV-2. Das Akronym SARS steht ___5__ für „Schweres Akutes Atemwegssyndrom". Der Name weist auf die enge Verwandtschaft zum SARS-Virus hin, das 2002/2003 eine Epidemie ___6__ hatte.
Auch die Lungenkrankheit, die durch SARS-CoV-2 ausgelöst werden kann, hat einen neuen Namen erhalten. Sie wird nun 7 (Corona Virus Disease 2019) genannt.
Die Koordinierung und Informationen über das neuartige Corona-Virus übernimmt das Robert Koch-Institut.
Das ___8__ rät bei Fieber, Husten und Atemnot zu folgenden Vorsichtsmaßnahmen: unnötige Kontakte vermeiden, nach Möglichkeit zu Hause bleiben, beim ___9__ und Niesen Abstand zu anderen halten, beim Niesen die Armbeuge vor Mund und Nase halten oder Taschentücher benutzen, ___10__ die Hände gründlich mit Wasser und Seife waschen, das Berühren von Augen, Nase und Mund vermeiden.

(Quelle: Bundesministerium für Gesundheit)

A	HUSTEN	B	DABEI
C	CORONAVIRUS	D	COVID-19
E	DEZEMBER	F	NEUARTIGE
G	NACH	H	AUSGELÖST
I	REGELMÄßIG	J	ROBERT-KOCH-INSTITUT

7. Pandemie, Epidemie und Endemie?

Bei allen drei Begriffen handelt es um einen ___1__ _ _ , jedoch mit unterschiedlichem Schweregrad.

Endemie

Eine Endemie beschreibt das zeitlich und örtlich begrenzte ___2__ _ _ einer Erkrankung, meist innerhalb einer bestimmten Region oder Personengruppe. Entscheidend ist ___3__ , dass die Krankheit in der dort lebenden Bevölkerung dauerhaft in erhöhtem Maße auftritt. Die betreffende Region ___4__ Endemiegebiet genannt.
Ein Beispiel für eine Endemie ist die Infektionskrankheit Malaria. Dieses Tropenfieber ist in rund ___5__ Ländern auf unterschiedlichem Niveau endemisch, tritt in den betreffenden Gebieten also fortwährend gehäuft auf.

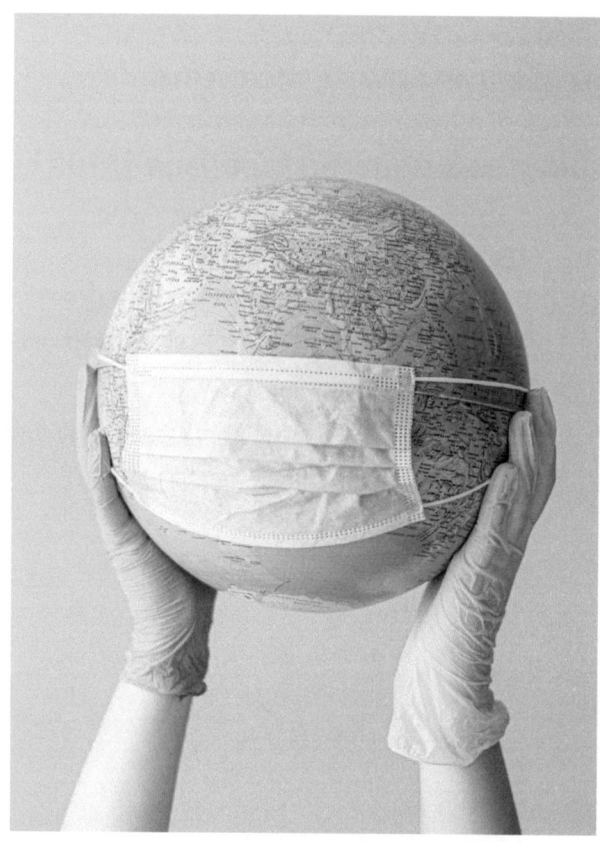

Epidemie

Als ___6__ bezeichnet man ein stark gehäuftes Auftreten einer Krankheit innerhalb einer bestimmten Region ___7__ Bevölkerung. Meistens handelt es sich um Infektionskrankheiten wie Cholera, Typhus, Legionärskrankheit, SARS und anderen.

___8__ bei der Epidemie ist, dass eine deutliche Zunahme von Krankheitsfällen und Häufigkeit der Neuerkrankungen vorliegt. Kennzeichen _ ___9__ Epidemie ist ihre Begrenzung auf ein regionales Gebiet.

Pandemie

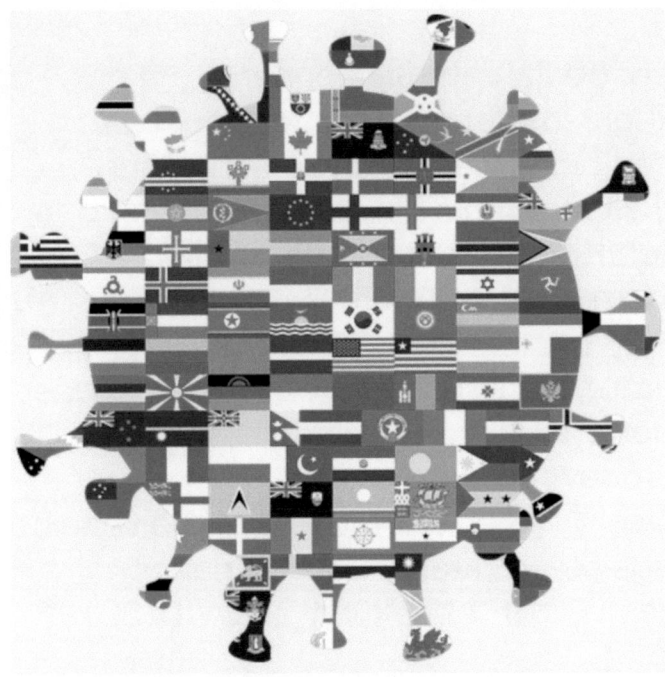

Eine Pandemie ist eine Krankheitswelle, die sich ___10__ über ganze Landstriche, Länder und Kontinente weiter verbreitet.

Die Pandemie bleibt also im ___11__ zur Epidemie nicht regional begrenzt. Bei einer fehlenden Grundimmunität in der Bevölkerung führt eine ___12__ zu einer erhöhten Zahl von schweren Erkrankungen und Toten. In einem realistischen Szenario muss mit einer ___13__ zehnfach höheren Zahl von Krankenhauseinweisungen und Todesfällen gerechnet werden.

Dies kann schnell das __14__ Wirtschaftsleben lahmlegen.

Die Kapazität von Krankenhäusern kann schnell ausgeschöpft sein.

Dann müssen die ___15__ tätigen Ärztinnen und Ärzten die Versorgung der Erkrankten übernehmen.

A	EINER	B	ENTSCHEIDEND
C	EPIDEMIE	D	GEGENSATZ
E	ODER	F	ALLGEMEINE
G	PANDEMIE	H	ETWA
I	SCHNELL	J	DABEI
K	HUNDERT	L	AUFTRETEN
M	WIRD	N	AMBULANT
0	KRANKHEITSAUSBRUCH		

8. Das neuartige Corona Virus (COVID-2019)

Corona-Viren gibt es schon seit über 50 Jahren. Sie können ___1__ Menschen als auch verschiedene Tiere infizieren, darunter Vögel und Säugetiere. Coronaviren verursachen beim Menschen verschiedene Krankheiten, von gewöhnlichen Erkältungen bis hin zu gefährlichen oder sogar potenziell tödlich verlaufenden Krankheiten wie dem „Middle East Respiratory ___2__" (MERS) oder dem „Severe Acute Respiratory Syndrome" (SARS).

Nun gibt es seit Anfang 2020 in Europa ein neuartiges Coronavirus, das man bis dato noch nicht gekannt hatte. Auf Grund seiner Verwandtschaft mit dem SARS-Coronavirus, wird es als SARS-Coronavirus 2 bezeichnet. Das ___3__ Wort für „Krankheit" heißt „Disease". Die durch das Virus ausgelöste Erkrankung wird daher international als „Coronavirus Disease 2019" abgekürzt „COVID-2019" bezeichnet.

Die ersten infizierten Menschen haben sich den Fischmarkt in Wuhan in der Provinz ___4__ (China) besucht. Da auch Wildtiere auf dem Markt verkauft wurden, glaubt man, dass dort eine Übertragung erfolgt ist. Immer da, wo Mensch und Tier eng zusammen sind, besteht das Risiko, dass ein Erreger vom Tier auf den Menschen übergeht.

Von dort hat ___5__ das Virus zuerst innerhalb von China und inzwischen auch außerhalb von China ausgebreitet.

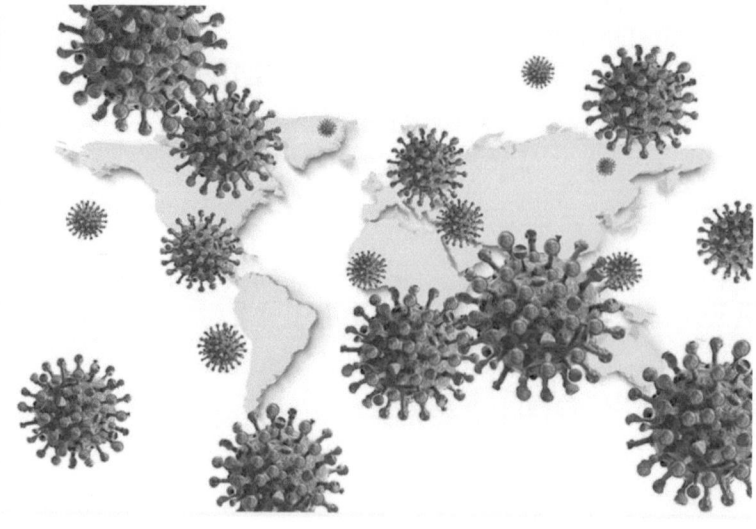

Verwandte Coronaviren sind schon seit langem bei Tieren, insbesondere Fledermäusen bekannt.

Es ist bekannt, dass das Virus auch von Mensch- zu- Mensch als Tröpfchen ___6__ Kontaktinfektion übertragen werden kann. Vor allem durch Händekontakt, Anhusten, Sekrete oder Schnupfen können die Viren übertragen werden. Die Wissenschaftler gehen davon aus, dass der Hauptübertragungsweg die Tröpfcheninfektion ist. Dies kann direkt von Mensch zu Mensch ___7__ die Schleimhäute der Atemwege geschehen oder auch indirekt über Hände, die dann mit Mund- oder Nasenschleimhaut sowie der Augenbindehaut in Kontakt gebracht werden Man kann sich mit einer an Coronaviren erkrankten Person nur anstecken, wenn man Kontakt mit ___8__ Person hatte. Daher ist der beste Schutz sich - wie bei Grippe bzw. Influenza und anderen akuten Atemwegsinfektionen - mittels guter Händehygiene und einer korrekten Husten- und Niesetikette sowie einem ausreichenden Abstand zu Erkrankten (ca. 1 bis 2 Meter) vor einer Übertragung des ___9__ Coronavirus zu schützen. Diese Maßnahmen sind auch in Anbetracht der Grippewelle überall und jederzeit angeraten. Das Tragen eines Mund-Nasen-Schutzes für eine gesunde Person verringert nicht das Risiko einer Ansteckung.

Nach Angaben der WHO kann das Tragen ___10__ Maske in Situationen, in denen dies nicht empfohlen ist, ein falsches Sicherheitsgefühl erzeugen, durch das zentrale Hygienemaßnamen wie eine gute Händehygiene vernachlässigt werden können. Kranke Menschen sollen generell bei Erkrankungen nach Möglichkeit zu Hause ___11__ . Auf Anordnung der Gesundheitsämter müssen Personen, die im Verdacht einer „COVID-2019" Erkrankung stehen, ebenfalls zu Hause bleiben. Diese häusliche Quarantäne wird im §30 des Infektionsgesetzes vorgeschrieben. Bei Nichtbefolgung der Anordnung droht eine zwangsweise Einweisung in die Psychiatrie eines ___12__ oder in einen abgeschlossenen Teil eines Krankenhauses.

Die Zeitdauer von einer Ansteckung mit einem Erreger bis zum Auftreten der ersten Krankheitssymptome und dem Ausbruch der Krankheit nennt man Inkubationszeit. Beim SARS-Coronavirus 2 beträgt die Inkubationszeit bis zu 14 Tagen. Nach Angaben der Weltgesundheitsorganisation (WHO) ___13__ die Inkubationszeit beim SARS-Coronavirus 2 durchschnittlich 5 bis 6 Tage. Man geht davon aus, dass es bei dem neuartigen Coronavirus bzw. bei der Krankheit

„COVID-2019" ähnlich ist. Die Symptome können ähnlich denen einer Grippe sein: Erkältungssymptome, trockener Husten, Fieber, unter Umständen ___14__ Atemnot. Bei begründetem Verdacht und schweren Krankheitssymptomen, z.B.: mit hohem Fieber oder einer ausgeprägten Verschlechterung des Allgemeinzustandes sollte eine ärztliche Vorstellung umgehend erfolgen.

Die Ärztin oder der Arzt, der bei einem Patienten den Verdacht auf eine Erkrankung mit dem ___15__ Coronavirus stellt, muss dies dem Gesundheitsamt gemäß Coronavirus-Meldepflichtverordnung melden. Auch das Labor, das das neuartige Coronavirus bei einem Menschen nachweist, muss dies dem Gesundheitsamt melden.

A	BETRÄGT	B	NEUARTIGEN
C	SICH	D	AUCH
E	HUBEI	F	NEUEN
G	KRANKENHAUSES	H	ÜBER
I	EINER	J	DIESER
K	SOWOHL	L	ENGLISCHE
M	ODER	N	BLEIBEN
0	SYNDROME		

9. Die Multiple Sklerose

Parkinson zählt neben Alzheimer zu den häufigsten Erkrankungen. Multiple Sklerose, abgekürzt MS, ist eine chronische Entzündung des Nervensystems.

MS umfasst das Gehirn und das Rückenmark und beginnt meist im frühen Erwachsenenalter. Das Beschwerdebild und den Therapieerfolg ist von Patient zu Patient so unterschiedlich, dass man keine allgemeingültigen Aussagen machen kann.

Aus diesem Grund ist MS auch als „die __1__ mit den 1000 Gesichtern" bekannt.

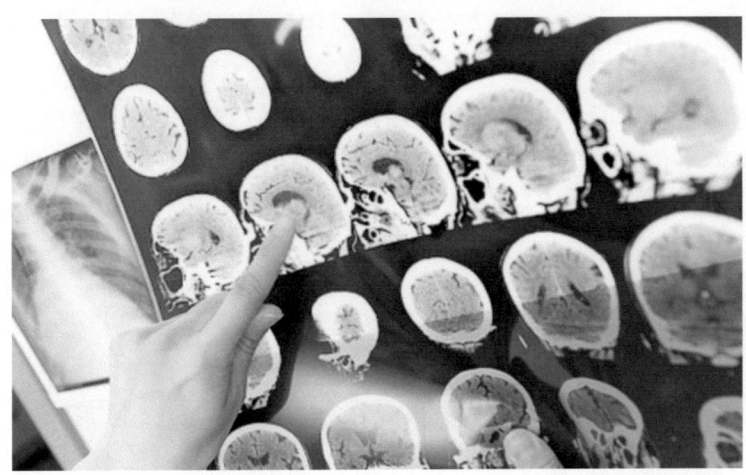

Der Bundesverband der Deutschen Multiple Sklerose Gesellschaft (www.dmsg.de) weist daraufhin, das Multiple Sklerose weder ansteckend, noch zwangsläufig tödlich sein muss.

Auch ist MS kein Muskelschwund und keine psychische Erkrankung. Auch die häufig verbreiteten Vorurteile, dass MS in jedem __2__ zu einem Leben im Rollstuhl führt, sind so nicht richtig.

Das Gehirn als Schaltzentrale sendet und empfängt elektrische Impulse über das Nervensystem. Wie bei einem elektrischen Kabel eine Isolierschicht den elektrischen Draht von seiner Umgebung bzw. vor einem Kurzschluss schützt, sind die Nervenfasern von einem schützenden Stoff, dem Myelin, __3__ .

Wenn nun diese Schutzschicht der Nervenfasern entzündet ist, erfolgt in den Nerven keine zuverlässige Übertragung der elektrischen Impulse mehr. MS-Erkrankte können dann zum Beispiel Missempfindungen verspüren, vermehrt stolpern oder Schwierigkeiten beim Sehen bekommen. Das rasche Auftreten von einem oder mehreren (=multiplen) Entzündungsherden mit __4__ körperlichen Störungen und Ausfällen nennt man Schub.

Ein Schub hat nichts mit einem plötzlichen Anfall zu tun – meist entwickelt er sich innerhalb von Stunden oder Tagen und klingt nach einiger Zeit wieder ab.

Die MS-Erkrankung beginnt oft mit motorischen Störungen. Es treten Lähmungen und Sehstörungen mit Verschwommen- oder Nebelsehen als __5__ einer Entzündung der Sehnerven auf. Daneben kommen oft Gefühlsstörungen der Haut („Sensibilitäts-Störungen"), Blasenstörungen, Unsicherheit beim Gehen oder beim Greifen, Doppelbilder und „verwaschenes" Sprechen, meist in Form von Kribbeln, (schmerzhaften) Missempfindungen oder einem Taubheitsgefühl vor. Im Verlauf sind die Lähmungserscheinungen häufig mit einem Steifigkeitsgefühl („wie Blei an den __6__ ") verbunden, Spastik genannt.

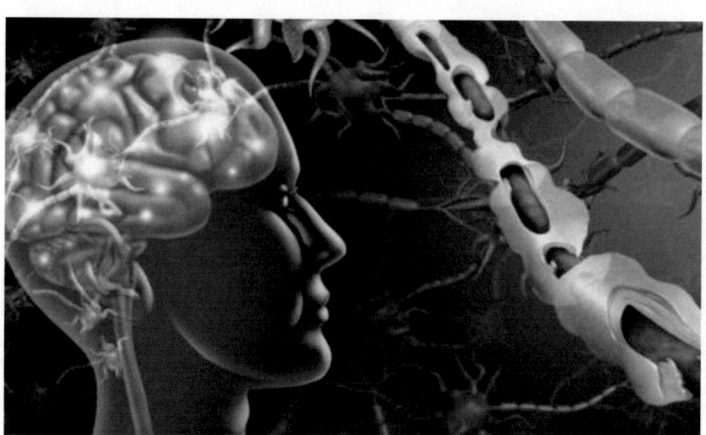

Spastische Lähmungserscheinungen betreffen vor allem die Beine. Blasenstörungen können sich als häufiger, nicht gut kontrollierbarer Harndrang (imperativer Harndrang), einer Blasenentleerungs-Störung bis hin zur Inkontinenz oder als kombinierte Schädigung zeigen.

Daneben können Beschwerden eine wichtige Rolle spielen, die oft nicht gut fassbar und __7__ sind. Dazu gehören eine abnorme, vorzeitige Erschöpfbarkeit (die sogenannte Fatigue), kognitive Störungen, Einschränkungen bei Aufmerksamkeit, Merkfähigkeit und Konzentration, depressive Verstimmungen und Depressionen, Schmerzen, Schwindel sowie sexuelle Funktionsstörungen.

Unsichtbare und sichtbare Symptome der MS können Erkrankte im Alltag in ihrer Eigenständigkeit und Handlungskompetenz __8__ beeinträchtigen und die Lebensqualität einschränken.

Um die Multiple Sklerose sicher diagnostizieren zu können, ist eine gründliche Anamnese erforderlich. In der Klinik muss eine Reihe weiterer Untersuchungen durchgeführt werden. Folgende Untersuchungsmethoden kommen zum Einsatz:

- neurologische, körperliche Untersuchung

- evozierte Potentiale (Nervenleitfähigkeit und Geschwindigkeit)

- Lumbalpunktion (Nervenwassergewinnung) __9__ (MRT, Kernspinresonanz-Tomographie des Gehirns und des Rückenmarkes)

Trotz der unterschiedlichen Untersuchungen kann es manchmal Wochen, Monate, zuweilen sogar Jahre dauern, bis die Diagnose eindeutig feststeht.

Der Verlauf einer MS kann von Patient zu Patient sehr unterschiedlich sein. Deshalb ist es nicht möglich, eine genaue Voraussage des individuellen Verlaufes zu __10__ .

Dennoch muss betont werden, dass die MS nicht zwangsläufig schwer verlaufen muss. Im Gegenteil, gerade zu Beginn der Erkrankung kann es zu einer weitgehenden Abheilung der entzündlichen Herde und damit zur Rückbildung der auftretenden Krankheitszeichen kommen.

Die Ursache der MS ist noch nicht geklärt. Offensichtlich lösen nicht __11__ Faktoren allein die Erkrankung aus.

Es müssen scheinbar viele Faktoren, um eine MS auszulösen. Das genaue Zusammenspiel dieser Faktoren ist bislang nicht hinreichend bekannt.

Das Abwehrsystem des Körpers, das Immunsystem, spielt dabei eine zentrale Rolle. Das Immunsystem schützt vor Krankheitserregern, indem es diese unschädlich macht, wenn sie in den __12__ eindringen.

Bei der MS scheint ein Teilbereich dieses Abwehrmechanismus falsch programmiert zu sein, das heißt, er richtet sich gegen den eigenen gesunden Körper. So kommt es z.B. durch eine Fehlsteuerung innerhalb des Immunsystems zur Bildung von Abwehrelementen (Zellen und Eiweißstoffe/Antikörper, Entzündungsstoffe), die am Myelin, den

Nervenzellen und ihren Nervenfasern Schädigungen und Störungen
__13__ können.

Im Zusammenhang mit MS wird häufig von einer Autoimmunerkrankung
gesprochen. Daher wird dem Immunsystem bei der Entstehung und
Ausprägung der MS eine wesentliche Rolle zugeschrieben.

Obwohl die Multiple Sklerose bis heute nicht ursächlich heilbar ist, gibt
es diverse Behandlungsmöglichkeiten, die zum Ziel haben, die akute
Entzündungs-Reaktion eines Schubes zu __14__ (Schubtherapie), das
Fortschreiten der Erkrankung aufzuhalten, die beschwerdefreie/-arme
Zeit zu verlängern (verlaufsmodifizierende Therapie) und die
MS-Symptome zu lindern und möglichen Komplikationen vorzubeugen
(Symptomatische Therapie).

Im Bereich der Symptombehandlung stehen neben medikamentösen
auch viele nicht-medikamentöse Therapien zur Verfügung:
Physiotherapie, Ergotherapie, Logopädie, Psychotherapie,
neuropsychologische Therapie.

(Quelle: dmsg.de))

A	EINZELNE	B	KRANKHEIT
C	MAGNETRESONANZTOMOGRAPHIE	C	BEINEN
D	STARK	E	UMHÜLLT
F	KÖRPER	G	VERURSACHEN
G	FALL	H	SICHTBAR
H	TREFFEN	I	AUSDRUCK
J	ENTSPRECHENDEN	K	HEMMEN

10. Alkohol als Desinfektionsmittel

Als Alkohole (aus dem Arabischen al-kuhūl ___1__ al-ghawl)
bezeichnet der Chemiker bestimmte chemische Verbindungen, die eine
oder mehrere funktionelle Hydroxylgruppe(n) (-O-H) besitzen.

Es ___2__ viele verschiedene Alkoholarten, wie z.B. Methanol, Ethanol,
Ethylalkohol, Weingeist, Propanol bzw. Isopropanol usw. Die typischen
alkoholischen Getränke enthalten ___3__ (EtOH) in Anteilen von 5%
(Bier) bis 80% (z.B. Rum). Grundsätzlich gibt es keinen 100%igen
Alkohol.

Wenn man „reinen Alkohol" in der Apotheke kauft, hat ___4__ Alkohol
(Weingeist) meistens 96 %. Dieser 96%-ige Alkohol ist die Basis für
selbstgemachte Liköre, Schnäpse oder andere ___5__ . Er kann auch
für die Herstellung von Kosmetikprodukten verwendet werden.

Zur Desinfektion verwendet man Desinfektionsmittel, die Isopropanol
enthalten. Isopropanol, auch als ___6__ oder Isopropylalkohol
(abgekürzt IPA) bekannt, ist eines der am häufigsten eingesetzten
Desinfektionsmittel und wird unter anderem in Krankenhäusern,
Arztpraxen, in der ___7__ oder Medizintechnik und in vielen weiteren
Bereichen angewendet. Isopropanol zur Desinfektion wird nicht in
Reinform verwendet, sondern im ___8__in einer Konzentration von
70%.

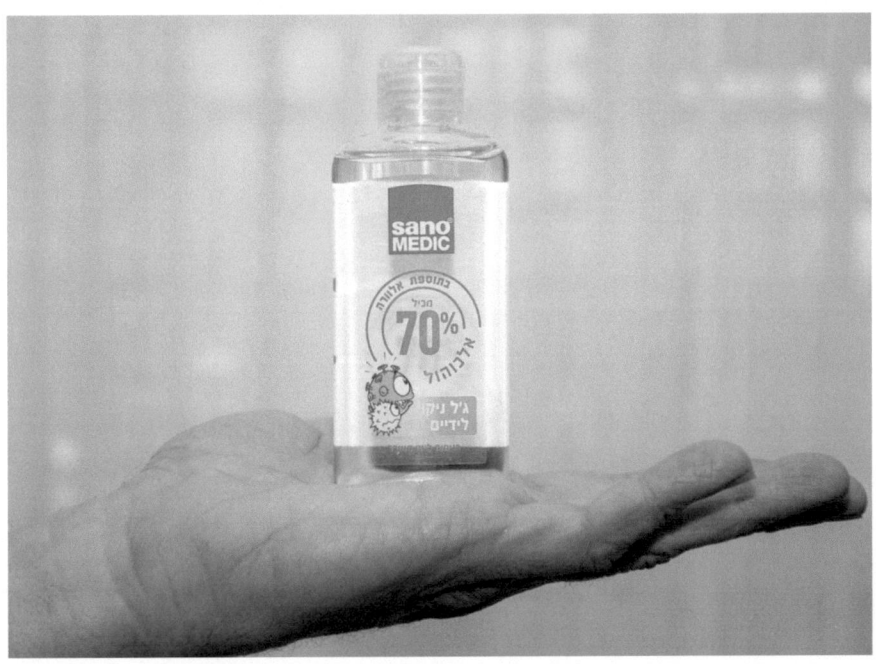

Isopropanol ist in einer Konzentration zwischen 60% und 90% vermischt mit 10% bis 40% destilliertem Wasser am besten zum Einsatz gegen Bakterien, ___9__ und Viren geeignet. Sinkt die Konzentration unter 50%, dann reduziert sich die desinfizierende Wirkung enorm. Aber ___10__ höhere Konzentrationen erzielen keine optimalen antibakteriellen, antiviralen und antimykotischen Effekte.
Nur eine Isopropanol-Lösung mit einer Konzentration von 70% ___11_ die Zellwände von Mikroorganismen ideal durchdringen, sodass die gesamte Zelle effektiv zerstört wird. Wenn man Isopropanol in Reinform ___12__ , sollte man es also auf 70% verdünnen, bevor man es anwendet. Zum Verdünnen eignet sich destilliertes Wasser am besten. Alternativ kann man ___13__ auch Isopropanol in einer fertigen 70%igen Lösung im Handel kaufen. Da Isopropanol im Haushalt niemals in Reinform verwendet __14__, ist es immer besser, direkt die 70%ige Lösung zu kaufen. Isopropanol ist neben anderen Alkoholen wie Ethanol oder n-Propanol in ___15__ Handdesinfektionsmitteln enthalten. Im Vergleich zu den anderen Alkoholen ist Isopropanol sehr effektiv gegen Mikroorganismen.

A	KAUFT	B	DIESER
C	GIBT	D	ODER
E	IDEALFALL	F	AUCH
G	KANN	H	WIRD
I	VIELEN	J	SPIRITUOSEN
K	2-PROPANOL	L	JEDOCH
M	ETHANOL	N	PILZE
O	ELEKTRONIK		

11. Infektionsgefahr durch Krankenhauskeime

Jährlich werden in Deutschland etwa 18 Millionen Patienten stationär in deutschen Klinken behandelt. Dabei kommen die Patienten auch mit gefährlichen krankmachenden Keimen in __1__ . Somit kann es schnell zu einer Krankenhausinfektion kommen.
Unter einer Krankenhausinfektion versteht man eine Infektion, die bei Aufnahme in das Krankenhaus weder vorhanden noch in Inkubation war (d.h. der Patient war auch noch nicht angesteckt).

__2__ Sind die mit großem Abstand häufigste Infektionskrankheit in Deutschland.
Krankhausinfektionen fordern die meisten Todesopfer - mehr als der Straßenverkehr. Die Zahlen klingen alarmierend: Laut Hochrechnungen auf Basis von Zahlen des „European Centre for Disease Prevention and Control" (ECDC) erleiden pro Jahr deutschlandweit etwa 500 000 Menschen eine Infektion im __3__ , über 5.000 Menschen sterben sogar an den Folgen.
Die Deutsche Gesellschaft für Krankenhaushygiene (DGKH) geht sogar von ca. 900.000 Infektionen und 30 000 bis 40 000 Todesfällen aus.
Am häufigsten treten bei den infizierten Patienten Atemwegs- und Harnwegsinfekte, __4__ oder eine „Blutvergiftung" (Sepsis) auf.
Besonders gefährlich sind multiresistente __5__, wie zum Beispiel die Methicillin-resistenten Staphylococcus aureus Bakterien. Sie rufen ebenso wie die „normalen" Staphylococcus aureus (Eitererregende Bakterien, die regelmäßig auf der Haut oder in der Nase gesunder Menschen gefunden werden) vor allem Lungenentzündungen, Sepsis und Wundinfektionen hervor, die man in der Regel aber noch gut therapieren kann).
Ca. 10 % der Krankenhausinfektionen werden inzwischen durch multiresistente Erreger hervorgerufen, also __6__, bei denen viele Antibiotika-Klassen nicht mehr wirksam sind.
Ein Problem tritt immer dann auf, wenn die pathogenen Keime in eigentlich sterile Körperbereiche gelangen, wo sie nicht hingehören, zum Beispiel in die __7__, die Lunge, die Harnblase oder Wunden.
Typische __8__ wie Gefäß- oder Harnwegskatheter begünstigen daher Infektionen. Bei geschwächten Patienten, die sich von einer schweren

Operation erholen oder bereits eine chronische Vorerkrankung mitbringen, steigt die Gefahr einer ernsthaften Erkrankung zusätzlich. Die häufigsten Krankenhausinfektionen sind: Harnwegsinfektionen Wundinfektionen Atemwegsinfektionen und eine __9__.
Harnwegsinfektionen können folgende Symptome nach sich ziehen: Müdigkeit, Kopfschmerz, Rückenschmerzen, Fieberschübe, Beschwerden beim Wasserlassen, Lendenschmerzen und Blutungen. Wundinfektionen sind eitrige Wundheilungsstörungen und werden durch bakterielle __10__ hervorgerufen. Grundsätzlich ist jede Wunde infektionsgefährdet. Keime werden entweder durch direkten Kontakt oder durch Tröpfchen, seltener aber auch durch Schmutzpartikel in die Wunde eingebracht, vermehren sich und verursachen die __11__.
Diese Erreger können ihren Weg über die __12__ fortsetzen. Hochvirulente Keime können die regionären Lymphknotengruppen überwinden und zu einer Allgemeininfektion (Sepsis) führen. Atemwegsinfektionen können als Infekte, Pharyngitis oder Pneumonie auftreten. Die Patienten klagen über Schmerzen im Bereich des Brustkorbs __13__, Auswurf und Fieber.
Die Sepsis ist die gefährlichste Krankenhausinfektion. An ihr sterben heute noch 40 % aller Betroffenen. Schweres Krankheitsgefühl, wiederkehrende __14__ bis 41 Celsius, Schüttelfrost und Blutdruckabfall zeichnen den Patienten.
Staphylokokken siedeln auf der Haut und im Nasen-Rachen-Raum des Menschen und sind dort als Standortflora unverzichtbar.
Streptokokken und der Pilz Candida albicans finden sich im Rachenraum des Menschen.
Escherichia Coli, Klebsiella spp., Enterobacter, Proteus, Pseudomonas aeruginosa und Enterokokken finden sich im menschlichen __15__ als Standortflora.
Man unterscheidet die endogenen Infektionen von den exogenen Infektionen. Man spricht von einer endogenen Infektion, wenn körpereigene Keime eines Patienten die Verursacher sind", wird aber ein Patient durch Erreger von außen, etwa über die Hände einer Pflegekraft, infiziert, handelt es sich um eine exogene Infektion.
Einen hundertprozentigen Schutz vor Infektionen im Krankenhaus gibt es nicht. Allerdings könnten) durch entsprechende Hygienemaßnahmen bis zu einem Drittel aller Krankheitsfälle vermieden werden.

Daher setzen Kliniken deutschlandweit auf vermehrte Schulungen des Personals. Besonders wichtig sind in diesem zusammenhang die Händedesinfektionsmaßnahmen, da über die Hände immer noch die meisten Erreger übertragen werden.

Neben dem Personal sollen auch Patienten und Besucher verstärkt auf den Nutzen einer gründlichen __16__ aufmerksam gemacht werden, etwa durch Spender direkt im Eingangsbereich, versehen mit einer klaren Anweisung.

A	HÄNDEDESINFEKTION	B	WUNDINFEKTIONEN
C	DARMTRAKT	D	KEIME
E	FIEBERSCHÜBE	F	KRANKENHAUS
G	HUSTEN	H	BLUTBAHN
I	LYMPHBAHNEN	J	KONTAKT
K	INFEKTION	L	KONTAMINATIONEN
M	KRANKENHAUSINFEKTIONEN	N	ERREGER

12. Welche Schmerzmittel gibt es?

Wenn man Schmerzen hat, greift man oft nach Schmerzmitteln. Als Alkohole (aus dem Arabischen al-kuhūl oder al-ghawl) ___1__ man Schmerzen hat, greift man oft nach Schmerzmitteln. Schmerzmittel heißen auch Analgetika. (Einzahl: Analgetikum).

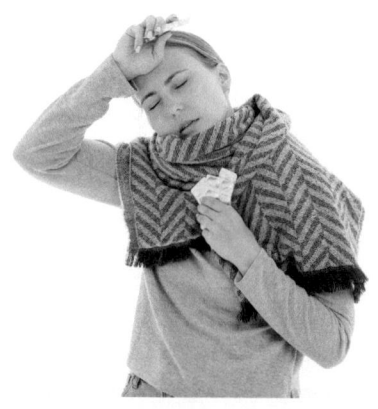

Man unterscheidet zwischen den rezeptfreien und den ___2__ Analgetika.

Schmerzmittel kann man in jeder Apotheke kaufen. Wenn man häufiger unter Schmerzen leidet, sollte man sich von ___3__ Arzt untersuchen und behandeln lassen. Menschen, die an chronischen Schmerzen leiden, gehen zu Schmerztherapeuten in die Sprechstunde. Die Schmerztherapeuten sind ___4__ verschiedener Fachrichtungen, welche sich auf die Behandlung von Schmerzen spezialisiert haben. In der Regel haben diese eine zusätzliche ___5__ zur sog. „Speziellen Schmerztherapie" absolviert.

Schmerzmittel sollte man ohne ärztliche Verordnung nicht über längere Zeit nehmen. Sie ___6__ für die Behandlung akuter und chronischer Schmerzen eingesetzt. Bei den gängigen Schmerzmitteln unterscheidet man zwischen „opioiden" und „nicht-opioiden" Analgetika. Beide ___7__ von Schmerzmitteln unterscheiden sich grundsätzlich in

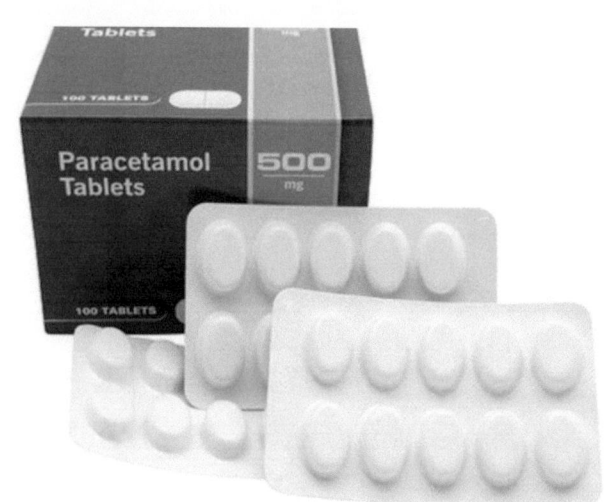

ihrem Wirkansatz. Einige Vertreter sind zusätzlich fiebersenkend und entzündungshemmend. Zu den ___8__ Wirkstoffen gehören Paracetamol, die nicht-steroidalen Entzündungshemmer (NSAR), die Opioide und Metamizol.

Da alle Medikamente auch eine Nebenwirkung __9__ , sollte man auch die Schmerzmittel nicht unüberlegt nehmen.

Die Weltgesundheitsorganisation WHO teilt die klassischen Schmerzmittel, die es in Form von Tabletten und Pflastern __10__ , in folgende drei Stufen ein:

Stufe 1:
Nicht-opioide Schmerzmittel, wie z.B. Metamizol, Patacetamol, ASS, Ibuprofen und Diclofenac

Stufe 2:
Schwach wirksame __11__ , wie z.B. Tramadol und Tilidin
Eine Kombination von Medikamenten der Stufen 1 und 2 ist möglich.

Stufe 3:
Stark wirksame Opioide, wie z.B. Morphin, Hyfromorphin, __12__ und Fentanyl.

Wichtig: Schwach wirksame (Stufe 2) und stark wirksame Opioide (Stufe 3) dürfen niemals kombiniert werden.

Die __13__ (Applikation) der Schmerzmittel kann sehr unterschiedlich sein. Es gibt beispielsweise folgende Darreichungsformen: Tabletten, Brausetabletten, Pulver, __14__, Suppositorien, Sirupe, transdermale Pflaster und Injektionspräparate.

Die Dosierung der Schmerzmittel und ihre Anwendung sind von den einzelnen Produkten abhängig. Die Therapiedauer __15__ aufgrund der unerwünschten Wirkungen nach Möglichkeit kurz gehalten werden.

A	WERDEN	B	ÄRZTE
C	HABEN	D	SOLL
E	VERABREICHUNG	F	REZEPTPFLCHTIGEN
G	WENN	H	ARTEN
I	WICHTIGSTEN	J	OPOIDE
K	GRANULATE	L	EINEM
M	WEITERBILDUNG	N	GIBT
O	OXYCODON		

13. Die Hautdesinfektion

Vor jeder Injektion, Punktion, ___1___ , sowie vor ___2___ Eingriffen
wird die entsprechende Hautpartie ___3___ .
Für die Reihenfolge der Arbeitsgänge gilt:
Zuerst ___4___ , danach desinfizieren!

Als Reinigungsmittel sind Äther oder ___5___ geeignet.
Achtung: ___6___ und Wundbenzin desinfizieren nicht!

Nach der Reinigung erfolgt die Hautdesinfektion entweder mit einem
Hautdesinfektionsspray oder mit einem ___7___ .
Grundsätzlich können alle ___8___ verwendet werden, die auch bei der
chirurgischen ___9___ Anwendung finden.

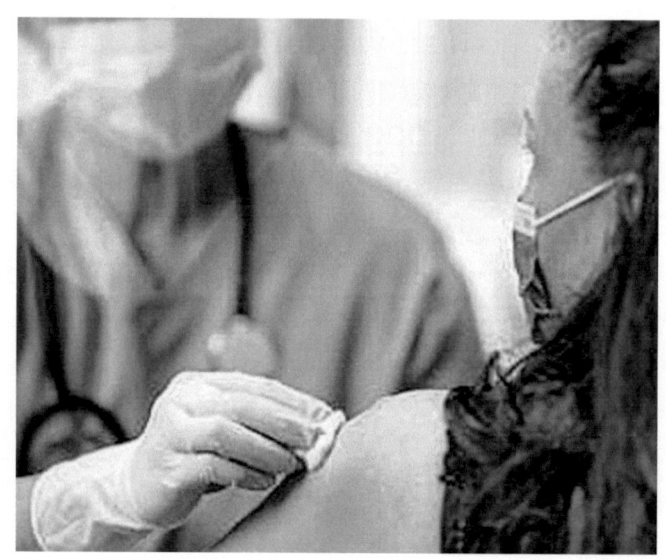

A	MITTEL	B	ÄTHER
C	CHIRURGISCHEN	D	HÄNDEDESINFEKTION
E	WUNDBENZIN	F	BLUTABNAHME
G	HAUTANTISEPTIKUM	H	DESINFIZIERT
I	REINIGEN		

14. Die hebammengeleitete Geburtshilfe

Die Geschichte der Geburtshilfe reicht weit in die frühe Menschheitsgeschichte zurück. Dem Ursprung nach ist Geburtshilfe eine solidarische Hilfe, die __1__ Frauen gegenseitig leisten.
Bereits im Alten Testament wird unterschieden zwischen Hebammen, die für die eigentlichen Geburten verantwortlich waren und __2__ , die die Komplikationen nach der Geburt behandelten. Mitte des 20igsten Jahrhunderts gab es wohl den größten Wandel in der Geschichte der Geburtshilfe.

Die Ursache dafür war die __3__ des Geburtsgeschehens in die Klinik und die Etablierung einer technisierten Geburtsmedizin.
Dadurch hat sich innerhalb von nur wenigen Jahrzehnten die Hebammentätigkeit gravierend verändert.
__4__ der vergangenen Dekaden wurde ein engmaschiges Risikokonzept entwickelt, das Schwangerschaft und Geburt auf ein organmedizinisch riskantes Lebensereignis reduziert. Die Folge dieser __5__ Sichtweise ist, dass Schwangerschaft und Geburt zu einem riskanten Ereignis erklärt wurden, das korrigierend und intervenierend durch die Medizin begleitet __6__ müsse. Hebammen widersetzen sich diesem Risikodenken und betrachten eine Geburt primär als ein normales und physiologisches Ereignis. Schwangere und __7__ Frauen sind extrem verletzlich. Was die Frauen bei einer Geburt am allermeisten brauchen, ist deshalb die Ermutigung und die liebevolle Bestätigung ihrer __8__ normal gebären zu können und eine intensive partnerschaftliche Begleitung.
Die Hebammen des DHV ermutigen schwangere Frauen dazu, Vertrauen in den Geburtsprozess zu __9__ und mit dem Schmerz während der Geburt umgehen zu können. Bewusst erlebter und durchlebter Geburtsschmerz kann als Quelle elementarer Energie verstanden __10__ .

Das Wissen, kritische Lebenssituationen gestalten und aushalten zu können, ist ein Erfahrungsmoment, das lebenslang große innere Kraft verleihen kann.

Damit __11____ Frauen nach der Geburt mit einem Gefühl des inneren Wachstums und einem Wissen um die eigene innere Stärke erleben __12__ , bedarf es der Begleitung durch Hebammen.

Die heutigen Hebammen verstehen sich als

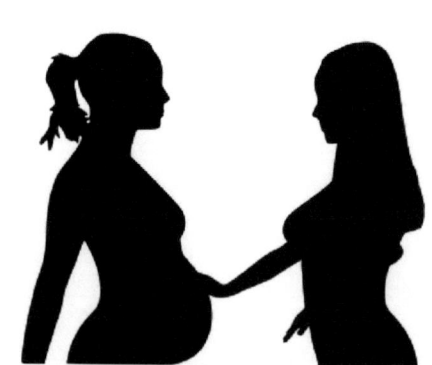

Fürsprecherinnen der schwangeren und gebärenden Frauen und wollen deshalb __13__ in die Betreuung normaler Geburten eingebunden werden.

Eine achtsame Begleitung durch Hebammen, vom Beginn der Schwangerschaft bis zum Ende der Stillzeit, ist ein __14__ relevanter Beitrag zur Frauen- und Familiengesundheit: Denn durch eine kompetente Hebammenbegleitung wird das zukünftige, gesundheitliche Wohlergehen von Mutter und __15__ gestärkt.

(Quelle: Deutscher Hebammenverband e.V.)

A	SICH	B	KIND
C	GEBÄRENDE	D	SICH
E	HABEN	F	GESELLSCHAFTLICH
G	MEDIZINISCHEN	H	VERLAGERUNG
I	KÖNNEN	J	WERDEN
K	WERDEN	L	AUTONOMER
M	FÄHIGKEIT	N	WÄHREND
O	ÄRZTEN		

15. Morbus Parkinson

Parkinson zählt neben Alzheimer zu den häufigsten Erkrankungen des Nervensystems, von der überwiegend Menschen zwischen 55 und 80 Jahren betroffen sind. Morbus Parkinson ist eine chronische Erkrankung des Nervensystems, bei der Gehirnnervenzellen im Mittelhirn nach und nach absterben.

Als typische Symptome von Parkinson gelten Muskelzittern (Tremor),
Als typische Symptome von __1__ gelten Muskelzittern (Tremor), Bewegungsarmut (Akinese) und Muskelstarre (Rigor), sowie Geh- und Haltungsstörungen. Im Gegensatz zu vielen anderen Krankheiten, die im Alter auftreten, __2__ von Morbus Parkinson mehr Männer als Frauen betroffen.

Man kennt in der Medizin drei verschiedene Parkinson Formen.

1. Das Idiopathische Parkinson-Syndrom (IPS) oder __3__ „Primäres Parkinson-Syndrom" genannt ist mit rund 75% bis 80% die häufigste Form aller Parkinson-Erkrankungen. Bei diesem „Primären Parkinson-Syndrom" weiß man nicht, warum die Nervenzellen in einem __4__ im Bereich des Mittelhirns (Mesencephalon), der durch einen hohen intrazellulären Gehalt an Eisen und Melanin dunkel (lat. sibstantia nigra) schwarz gefärbt ist, im __5__ mit solcher Heftigkeit absterben, dass es zu einem Dopamin-Mangel kommt. Von einem idiopathischen Parkinson-Syndrom sprechen Mediziner immer dann, wenn feststeht, __6__ es keine anderen Auslöser für die Symptome gibt.

2. Die Ursache für das „Symptomatisches Parkinson-Syndrom" bzw. das „Sekundäre Parkinson-Syndrom" liegt in Umwelteinflüssen (z. B. Giftstoffe), Erkrankungen (wie Durchblutungsstörungen oder __7__ im Gehirn) oder Medikamenten (z. B. Neuroleptika) begründet.

3. Dann gibt es noch das „Atypische Parkinson-Syndrom" oder auch Parkinson-Plus-Syndrom genannt. Es gibt __8__ atypische Parkinson-Syndrome, bei denen gleich mehrere Systeme im Gehirn betroffen sind. Neben den klassischen Parkinson-Symptomen leiden Betroffene bei dieser Form von __9__ unter zusätzlichen Beschwerden. Daher spricht man hier manchmal auch vom „Parkinson Plus-Syndrom".

Um die Symptome des Parkinson-Syndroms zu behandeln, gibt es unterschiedliche __10__ : von der medikamentösen Therapie über physikalische Verfahren wie Physio- oder Ergotherapie.

Neben medikamentösen, physikalischen und alternativen Therapien können auch schon __11__ Hilfsmittel im eigenen Haushalt Betroffenen das Leben mit der Krankheit Parkinson erleichtern. Damit können sich Betroffene ihre Selbstständigkeit erhalten und Bewegungsabläufe __12__ .

Bei den typischen Gangstörungen durch Parkinson können Mobilitäts- und Gehhilfen im Alltag unterstützen und die Bewegungsroutine trainieren.

Spezielles Essbesteck aus dickem Edelstahl __13__ besonders gut in der Hand und kann Parkinson-Patienten dabei unterstützen, trotz starkem Muskelzittern in der Hand weiterhin selbstständig zu essen. Es gibt auch spezielle __14__ und Löffel für Parkinson-Patienten (sog. Stabilisationsbesteck), die das Zittern kompensieren, so dass Betroffene Mahlzeiten problemloser und selbstständig einnehmen können.

Spezielle Teller und Schneidebrettchen für __15__ sind zusätzlich mit einem Kunststoffrand ausgestattet, damit sie einhändig essen können und Mahlzeiten nicht über den Rand schwappen.

Gerade feinmotorische Handgriffe wie das Anziehen von Strümpfen, Schuhen oder das Zuknöpfen von Kleidungsstücken stellt Parkinson-Patienten vor Herausforderungen. Spezielle Hilfsmittel erleichtern die alltäglichen Handgriffe beim Anziehen wesentlich und erhalten dem Betroffenen mehr Selbstständigkeit und Privatsphäre.

(Quelle: pflege.de)

A	AUCH	B	THERAPIEMÖGLICHKEITEN
C	MITTELHIRN	D	PARKINSON-PATIENTEN
E	KERNKOMPLEX	F	TUMORE
G	PARKINSON	H	SIND
I	HIER	J	TRAINIEREN
K	GABELN	L	EINFACHE
M	LIEGT	N	DASS
0	PARKINSON		

16. Die Demenz

Die häufigste Erkrankung bei hochbetagten Menschen ist die Demenz. Das Wort „Demenz" (lat. „dementia") bedeutet sinngemäß „ohne Geist". In Deutschland leiden etwa 1,8 Millionen Menschen an einer Demenz. Grundsätzlich wächst mit steigendem Alter das Risiko, an einer Demenz zu erkranken. Dennoch trifft es statistisch gesehen vor allem ältere Frauen. Bei den über 90-Jährigen Frauen sind bereits 40,95 % an Demenz erkrankt. Zwei Drittel der Menschen mit Demenz sind über 80 Jahre alt, 65 Prozent von ihnen sind Frauen.

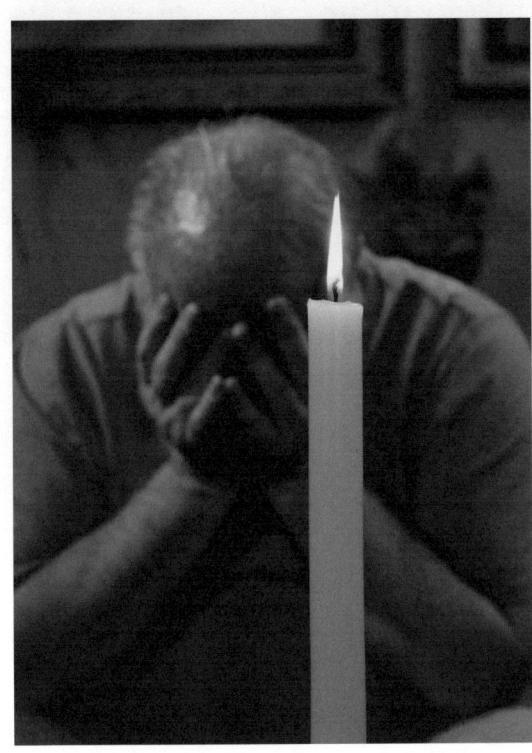

Im Rahmen der Demenz _1___ es zu einem Abbau des Gedächtnisses, der mit Störungen in verschiedenen Bereichen (z. B. Denkfähigkeit, Orientierung, Sprache, Verhalten) einhergeht. Leider gibt es noch immer kein Heilmittel für die Erkrankung Demenz und nicht alle Demenz-Ursachen sind bekannt.

Bei der _2___ unterscheidet man zwischen primären und sekundären Formen der Demenz. Letztere sind Folgeerscheinungen anderer, meist außerhalb des Gehirns angesiedelter Grunderkrankungen wie etwa Stoffwechselerkrankungen, Vitaminmangelzustände und chronische Vergiftungserscheinungen durch Alkohol oder Medikamente. Diese _3___ sind behandelbar und zum Teil sogar heilbar. Somit ist häufig eine Rückbildung der Symptome der Demenz möglich. Zur Abgrenzung und rechtzeitigen Behandlung dieser Demenzerkrankungen ist eine frühzeitige Diagnose besonders wichtig. Sekundäre Demenzen _4___ allerdings nur etwa zehn Prozent aller Krankheitsfälle aus. Bis zu 90 Prozent entfallen auf die primären und in der Regel unumkehrbar („irreversibel") verlaufenden Demenzen.

Man schätzt, dass die Alzheimer-Krankheit mit einem Anteil von circa 60 bis 65 Prozent die häufigste irreversible Demenzform ist.

Mit etwa 20 bis 30 _5___ folgen die gefäßbedingten („vaskulären") Demenzen. Bei etwa 15 Prozent liegt eine Kombination beider Erkrankungen vor. Andere Demenzformen finden sich nur bei 5 bis 15 Prozent der Erkrankten.

Es gibt verschiedene Symptome und Anzeichen, die für eine Demenz sprechen _6___ , wie zum Beispiel:

- Die Betroffenen vergessen immer wieder, wo sie ihre Brille, ihr Portemonnaie oder ihre Schlüssel hingelegt haben – und finden sie dann an ungewöhnlichen Orten (z. B. im Kühlschrank).
- Sie finden sich in gewohnten Gegenden nicht mehr _7___, obwohl sie sich dort immer auskannten (z. B. der Weg zum Supermarkt).
- Die Betroffenen haben Schwierigkeiten, einen Zeitungsartikel oder ein Buch zu lesen, weil sie nicht mehr wissen, was am Anfang des Artikels oder der Buchseite geschrieben stand.
- Die Betroffenen _8___ Sprachstörungen und es fallen ihnen die Worte für Gegenstände des Alltages nicht mehr ein.
- Den Betroffenen fällt es zunehmend schwerer, Gesprächen zu folgen. Sie vergessen immer häufiger, was ihr Gesprächspartner gerade gesagt hat.
- Sie haben ein nachlassendes Interesse an Arbeit, _9___ und Kontakten und haben immer weniger Lust, etwas zu unternehmen. Alles wird ihnen zu viel und sie möchten am liebsten gar nichts mehr unternehmen.
- Die Betroffenen haben einen fehlenden Überblick über ihre finanziellen Angelegenheiten.
- Die _10___ haben ungekannte Stimmungsschwankungen, andauernde Ängstlichkeit, Reizbarkeit und Misstrauen.
- Sie können Gefahren nicht mehr richtig einschätzen.
- Die Betroffenen streiten hartnäckig Fehler, Irrtümer oder Verwechslungen ab.

Leider gibt es für die Mehrzahl der Demenzerkrankungen _11___ für Menschen mit einem „demenzielles Syndrom" derzeit noch keine Therapie, die zur Heilung führt. Deshalb liegt das Hauptziel der Behandlung darin, die Lebensqualität der Kranken und ihrer Angehörigen zu verbessern.

Die medizinische Behandlung von Alzheimer-Patienten setzt _12___ anderem beim Botenstoff Acetylcholin im Gehirn der Kranken an.
So werden Arzneimittel eingesetzt, die das Enzym hemmen, das für den natürlichen Abbau von Acetylcholin sorgt.
Bei einem Teil der Betroffenen führen derartige Medikamente zu einer Verbesserung des Gedächtnisses und der Konzentrationsfähigkeit.
_13___ hinaus gibt es eine Reihe von Medikamenten, welche die Begleitsymptome einer Demenzerkrankung wie Unruhe, Sinnestäuschungen, Angst oder Schlafstörungen lindern können. Die medikamentöse Behandlung sollte stets durch Ärzte erfolgen, die mit Nervenerkrankungen im _14___ vertraut sind.

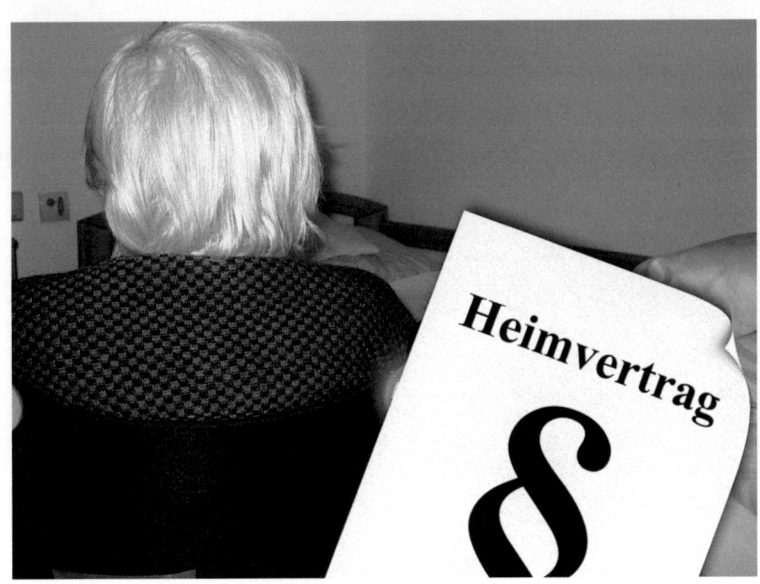

Musik- und Kunsttherapie, Bewegungsübungen oder Sinnes- und Wahrnehmungsübungen wie beispielsweise „Kim-Spiele", bei denen die Mitspielenden mit verbundenen Augen durch Tasten oder Riechen Gegenstände erraten müssen, können verbliebene Fähigkeiten der dementen _15___ trainieren und ihr Selbstwertgefühl stärken.
Auch eine auf die spezielle Situation des oder der Betroffenen zugeschnittene ergotherapeutische Behandlung kann bei Patientinnen beziehungsweise Patienten mit leichter bis mittelschwerer Demenz zum Erhalt von Alltagsfunktionen beitragen.
Nicht zuletzt können insbesondere Menschen im frühen und mittleren Stadium einer Demenz von einem Reha-Angebot profitieren, das gezielt auf ihre Symptome eingeht. Dies gilt unabhängig davon, ob eine

Reha-Maßnahme wegen der Demenz selbst oder wegen einer anderen Erkrankung notwendig wird.

Aufgrund ihrer Krankheit sind die Betroffenen immer weniger in der Lage, sich ihrer Umgebung anzupassen und ihren Alltag bewusst zu gestalten. Deshalb hängt ihr Wohlbefinden in großem Maße davon ab, wie sich die Umwelt auf ihre Beeinträchtigung einstellt. Die Anpassung der äußeren Umstände an die Erlebenswelt der erkrankten Menschen wird dabei als "Milieutherapie" bezeichnet.

(Quelle: https://www.bundesgesundheitsministerium.de)

A	HOBBYS		B	ZURECHT
C	GRUNDERKRANKUNGEN		C	MACHEN
D	ALTER		E	DARÜBER
F	MENSCHEN		G	BETROFFENEN
G	DEMENZ		H	UNTER
H	BEZIEHUNGSWEISE		I	KOMMT
J	KÖNNEN		K	HABEN
L	PROZENT			

17. Aufbau und Aufgaben des Blutes

Die gesamte Blutmenge eines _1___ beträgt etwa 8 % des Körpergewichts, das heißt eine 62 kg schwere Frau hat ca. 5 Liter Blut. Das Blut besteht aus einem flüssigen und einem zellulären Anteil.

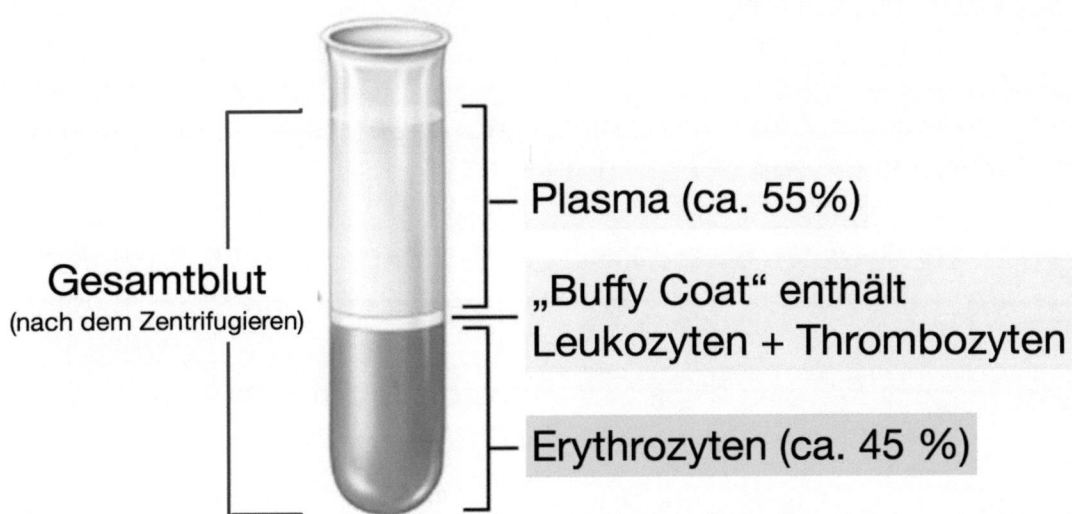

Gesamtblut
(nach dem Zentrifugieren)

– Plasma (ca. 55%)

„Buffy Coat" enthält
Leukozyten + Thrombozyten

– Erythrozyten (ca. 45 %)

- Das Blutplasma ist der flüssige Anteil. Es setzt sich überwiegend aus Wasser und aus den darin gelösten Stoffen (z. B. Salze und Eiweiße) zusammen.
- Blutzellen stellen den festen Anteil des Blutes dar; es gibt _2___ unterschiedliche Blutzellen.

Das Blut hat vielfältige Aufgaben:

1. Es transportiert die Atemgase Sauerstoff und Kohlendioxid.

2. Es wehrt Mikroorganismen und Fremdstoffe ab, dient also der Unterscheidung von „körpereigenen" und „körperfremden" Stoffen.

3. Es verhindert durch seine Gerinnungsfähigkeit Blutverluste, die bei Verletzungen drohen.

4. Es transportiert Nährstoffe zu den Körperzellen und Abbauprodukte zu den Nieren.

5. Es dient als Lösungsmittel für die Blutsalze, die wichtig für den Wasser- und _3___ sind..

A. Die Zellen des Blutes

Das Blut besteht aus einem flüssigen Anteil, dem Plasma und drei großen Zellgruppen:

a) rote Blutkörperchen, Erythrozyten,
b) weiße Blutkörperchen, Leukozyten und
c) Blutplättchen, Thrombozyten.

zu a)
Erythrozyten (rote Blutzellen) sind scheibenförmige Zellen ohne Zellkern mit einem Durchmesser von etwa 7 µm (= Mikrometer).

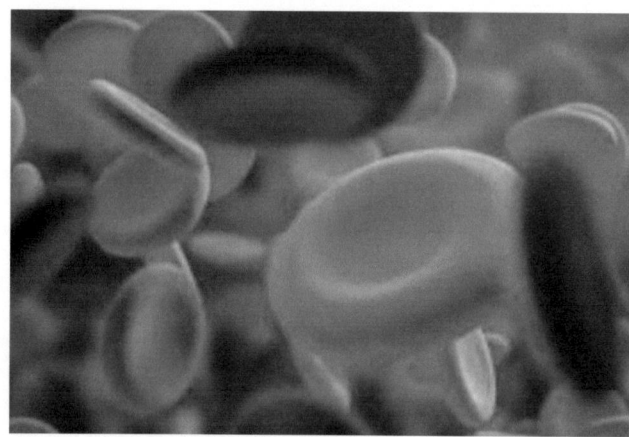

Sie entstehen wie alle anderen Blutzellen aus den Stammzellen, aus _4___ sich alle Blutzellen entwickeln) im Knochenmark. Wichtigster Bestandteil der Erythrozyten ist der rote Blutfarbstoff, das eisenhaltige Protein Hämoglobin (Hb).

Das Hämoglobin ist in der Lage Sauerstoff zu binden, sodass die Erythrozyten Sauerstoff von der Lunge zu den Körperzellen transportieren können. Dieses sauerstoffreiche Blut ist hellrot.
In den Kapillaren geben die Erythrozyten den Sauerstoff an die Zellen ab und das Plasma nimmt dafür _5___ auf:
• Das Kohlendioxid wird zurück zur Lunge transportiert. Dieses kohlendioxidreiche Blut ist dunkelrot.
• In der Lunge findet der Gasaustausch statt: Kohlendioxid wird abgegeben und neuer Sauerstoff aufgenommen.

Die Erythrozyten tragen die Blutgruppenmerkmale auf ihrer Zellmembran. Nach einer Lebensdauer von ca. 120 Tagen werden die gealterten Erythrozyten hauptsächlich in Milz und Leber abgebaut.

zu b)

Die weißen _6___ , die Leukozyten, kann man wiederum in verschiedene Untergruppen einteilen.

Diese drei Leukozytenarten heißen:
- **Granulozyten**,
- **Monozyten** und
- **Lymphozyten**.

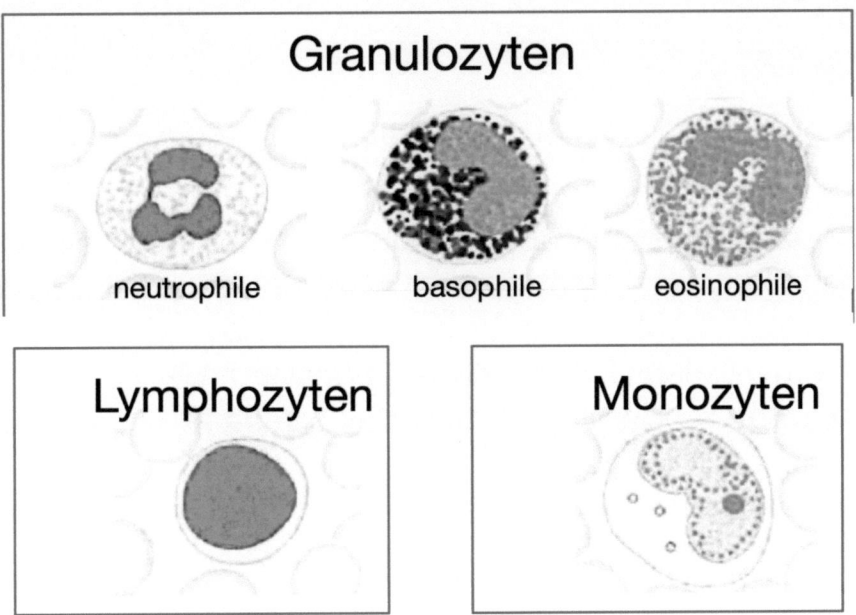

Alle drei Arten der Leukozyten dienen der körpereigenen Abwehr.
Sie können die verschiedensten Krankheitserreger in sich aufnehmen und dadurch unschädlich machen.
Diese Fähigkeit wird als Phagozytose bezeichnet und die Granulozyten nennt man _7___ Mikrophagen (kleine Fresszellen).
Die Monozyten sind seltener und sehr viel größer als die Granulozyten.
Sie haben die gleiche Aufgabe, deshalb nennt man sie Makrophagen, oder auch große Fresszellen.
Da Granulozyten und Monozyten die verschiedensten Erreger bekämpfen, dienen sie zusammen der unspezifischen zellulären Abwehr.
Die dritte große Leukozytengruppe sind die Lymphozyten.
_8___ ihren Reifungsorten werden zwei Arten unterschieden:
1. B-Lymphozyten und 2. T-Lymphozyten.

B-Lymphyzyten

B-Lymphozyten reifen im Knochenmark heran. Sie entwickeln sich nach Kontakt mit einem körperfremden Stoff (Antigen) zu Plasmazellen oder Gedächtniszellen. Die Plasmazellen produzieren Antikörper, die im Blut zirkulieren. Diese Antikörper können sich nur an ganz bestimmte Antigene (z. B. nur an Röteln-Viren _9___ nur an Tetanus-Toxine) binden und sie so unschädlich machen. Man spricht deshalb von der spezifischen humoralen Abwehr.

T-Lymphozyten

T-Lymphozyten wandern aus dem Knochenmark in den Thymus ein und reifen dort weiter zu Untergruppen.
Die T-Lymphozyten werden bei Kontakt mit Antigenen selbst als Abwehrzellen aktiv. Sie benötigen mit 48 Stunden mehr Zeit als die sofort reagierenden Antikörper.
Zytotoxische T - Zellen (T-Killer-Zellen) können _10__ Zellen und Krebszellen abtöten oder transplantierte Organe abstoßen. Man nennt sie die spezifische zelluläre Abwehr.
Natürliche Killerzellen nehmen eine Sonderstellung unter den Lymphozyten ein: sie machen keine Reifung wie die B- und T-Lymphozyten durch, haben aber „Killer"-Eigenschaften.

Thrombozyten

Thrombozyten (Blutplättchen) sind kernlos, flach und unregelmäßig geformt. Sie werden von ihren _11___ im Knochenmark als kleine Zellbruchstücke von 1 bis 4 µm Größe abgeschnürt.
Nach ca. 10 Tagen werden sie vor allem in Leber und Milz abgebaut. Sie spielen eine wichtige Rolle bei der Blutstillung.

B. Das Blutplasma

Das Blutplasma besteht zu 90 % aus Wasser, den übrigen Anteil bilden die darin gelösten Stoffe:

- Elektrolyte (Salze), Proteine (Eiweiße), Gerinnungsfaktoren, Nährstoffe, Abbauprodukte. Albumine halten das Flüssigkeitsvolumen im Blut und in den Zellen konstant.

Im Bereich der Kapillaren presst der Blutdruck Wasser durch die durchlässige Kapillarwand in den Zwischenzellraum.
Durch das Wasserbindungsvermögen der Albumine wird das Wasser wieder in die Kapillaren zurückgesaugt. Enthält das Blut zu wenig Albumin (z. B. bei Leberzirrhose), _12___ es zu Ödemen (Wasseransammlungen im Gewebe).
Die Gerinnungsfaktoren im Blutplasma sorgen zusammen mit den Thrombozyten für den Verschluss von verletzten Gefäßen.
Das Blutplasma enthält aber auch wichtige Nährstoffe.
In 100 ml Blutplasma sind ca. 80 mg Glucose (Traubenzucker) gelöst.
Außerdem finden sich Fette für den Stoffwechsel der Zellen.
Das Blut transportiert eine Reihe von _13___ nach ihrer Entgiftung in der Leber zu den Nieren (z. B. Harnstoff, Harnsäure, Kreatinin), wo sie dann ausgeschieden werden.
Die Blutgerinnung beginnt mit der Gefäßreaktion. Die _14___ der Gefäßwand ziehen sich blitzschnell zusammen; im verengten Gefäß strömt das Blut langsamer. Im nächsten Schritt wird durch den Einsatz der Thrombozyten das Blut gestillt.

A	DENEN	B	DESWEGEN
C	VIRUSINFIZIERTE	C	KOMMT
D	BLUTKÖRPERCHEN	E	MENSCHEN
F	KOHLENDIOXID	G	ODER
G	NACH	H	STOFFEN
H	SEHR	I	ELEKTROLYTHAUSHALT
J	STAMMZELLEN	K	MUSKELZELLEN

18. Die Blutgruppen und das HLA-System

Auf der Oberfläche fast aller Zellen befinden sich charakteristische Proteine, die der Unterscheidung von „körpereigenen" und „körperfremden" Stoffen durch das Immunsystem __1__ .
Auf der Oberfläche der Erythrozyten sitzen die Proteine des AB „Null" - und des Rhesussystems und auf der Oberfläche der Leukozyten und anderen Zellen findet man die Proteine des „HLA-Systems". „HLA" ist die Abkürzung für das Humane Leukozytenantigen-System.
Es handelt sich __2__ um eine Gruppe menschlicher Gene, auch HL-Antigene, Histokompatibilitätsantigene und Transplantationsantigene genannt, die für die Funktion des Immunsystems zentral sind.
Bei „HLA" handelt es sich um Strukturen auf der Oberfläche der Körperzellen, durch die __3__ Immunsystem zwischen eigenem und fremdem Gewebe unterscheiden kann.

a) das AB 0-System

Zwei verschiedene Proteine auf der Erythrozytenmembran (Oberflächenantigene) wurden willkürlich mit den Buchstaben A und B bezeichnet. Fehlen __4__ Oberflächenantigene, so spricht man von der Blutgruppe 0 (Null). Im Blutserum der Blutgruppenträger findet man Antikörper, die der Abwehr einer fremden Blutgruppe dienen. Beispielsweise findet man bei Blutgruppe A nur Antikörper gegen __5__ B. Antikörper gegen Gruppe A würden mit den eigenen Blutzellen reagieren und zur Verklumpung (Agglutination) führen.

b) der Rhesusfaktor

Rhesus-positiv bedeutet, dass die menschlichen Erythrozyten das Rhesusantigen auf ihrer __6__ tragen.
Rhesus-negativ heißt, dass sie dieses Oberflächenantigen nicht besitzen. Ungefähr 85 % aller Europäer sind Rhesus-positiv.

c) die Rhesusunverträglichkeit

Bei Schwangerschaften kann eine Rh(esus) __7__ auftreten.
Beispiel: Ein Rh-positiver Vater zeugt mit einer Rh-negativen Mutter ein Rh-positives Kind. Wenn während der Geburt etwas Blut vom Kind in den Kreislauf der Mutter übertritt, __8__ die Mutter Antikörper gegen Rh-positive Erythrozyten bilden. Bei einer zweiten Schwangerschaft mit

einem Rh-positiven Kind können diese mütterlichen Antikörper durch die Plazenta (__9_) treten und dadurch das ungeborene Kind schwer schädigen. Durch Gabe von Rhesus-Antikörpern bei jeder Schwangerschaft (Rhesus-Prophylaxe) kann diese Schädigung verhindert werden.

d) Bluttransfusion:

Vor der __10__ von Blut von einem Blutspender auf einen Empfänger müssen die Blutgruppen bestimmt werden. Würde man Erythrozyten der Gruppe B auf einen Empfänger der Gruppe A übertragen, kann es zu einer __11__ Verklumpung (Agglutination kommen):
Die Spender-Erythrozyten der Gruppe B würden sich mit den B-Antikörpern des Empfängers verbinden.

- Deshalb überträgt man bei einer Bluttransfusion prinzipiell nur gruppengleiches Blut.
- Um eine __12__ Verträglichkeit zu garantieren, wird vorher die Kreuzprobe durchgeführt.
- Dabei werden Proben von Erythrozyten und Blutseren sowohl vom Empfänger als auch vom Spender vermischt und es darf nicht zur Agglutination __13__ .

Das HLA-System (Gewebeverträglichkeitsantigen) ermöglicht, dass das Immunsystem die körpereigenen Zellen erkennen kann.
Dazu befinden sich auf der Oberfläche der Leukozyten und auf allen anderen Zellen des Körpers __14__ Proteine.
Vor jeder Transplantation von Organen wird die Gewebeverträglichkeit durch eine HLA-Typisierung bestimmt.
Je ähnlicher die Proteine des HLA-Systems bei Spenderorganen sind, desto geringer ist das Risiko __15__ Abstoßung durch das Immunsystem des Empfängers.

A	LEBENSGEFÄHRLICHEN	B	DIENEN
C	KANN	D	ÜBERTRAGUNG
E	UNVERTRÄGLICHKEIT	F	MUTTERKUCHEN
G	GRUPPE	H	KOMMEN
I	DIESE	J	DABEI
K	BESTMÖGLICHE	L	ENTSPRECHENDE
M	OBERFLÄCHE	N	EINER
O	UNSER		

19. Die Lungenentzündung

Die Lunge ist ein unglaublich leistungsstarkes Atmungsorgan.
Pro Tag atmen wir etwa 12 000 Liter Luft ein. Das entspricht der Menge von 75 gefüllten Badewannen. Gleichzeitig ist die Lunge aber auch sehr sensibel. Eine Infektion mit Erregern wie Bakterien, Viren oder Pilzen. können eine Lungenentzündung, auch Pneumonie ___1___, auslösen. Häufigster Auslöser sind Bakterien der Art Streptococcus pneumoniae, auch Pneumokokken genannt. Diese pathogenen Keime können auch andere sehr ernsthafte Erkrankungen hervorrufen, von Mittelohrentzündung bis hin zu Meningitis (Hirnhautentzündung) oder einer Sepsis (Blutvergiftung).

Weitere Erreger einer Lungenentzündung können aber auch Haemophilus influenzae, Gram negative Enterobacteriacae, Staphylococcus aureus, Influenza-Viren, Mykoplasmen, ___2___ , Legionellen und das Coronavieus SARS-CoV-2 sein.

Durch eine Lungenentzündung, hervorgerufen durch äußere Einflüsse werden die ie Lungenbläschen (Alveolen) oder auch das Gewebe zwischen den Lungenbläschen und den Blutgefäßen geschädigt.

Die typischen Pneumonien werden durch die Pneumokokken hervorgerufen.

Auslöser der atypischen Pneumonie können beispielsweise Viren oder intrazelluläre Bakterien (Mykoplasmen, Chlamydien, Legionellen) sein. Symptome, wie sie bei der typischen ___3___ auftreten, fehlen, weshalb die atypische Pneumonie häufig übersehen und daher nicht richtig auskuriert wird.

Typisch für eine Lungenentzündung ist ein jäher Krankheitsbeginn. Der Patient oder die Patientin zeigen Anzeichen von einem allgemeinen Krankheitsgefühl und Schwäche.

Es folgen weitere Symptome einer Pneumonie, wie beispielweise Fieber, Husten mit Auswurf (produktiver Husten) oder trockener Husten, Schüttelfrost und Atemnot.

Bei einer ___4___ ist der Gasaustausch in der Lunge gestört. Dies führt zu einem Sauerstoffmangel (Hypoxämie) und einem Anstieg von Kohlendioxid (Hyperkapnie). Um dies auszugleichen, wird bei einer schweren Lungenentzündung die Atmung oft sehr schnell und flach (Tachypnoe).

Durch die Atemanstrengung blähen sich die Nasenflügel bei jedem Atemzug - ein deutlicher Hinweis auf Atemnot und damit auf eine Lungenentzündung.

Lässt sich der Sauerstoffmangel dadurch nicht ausgleichen, verfärben ___5___ Lippen und Fingerspitzen bläulich. Mediziner sprechen von einer Zyanose.

Wird beim Husten ein grünlich-gelblicher Schleim abgehustet, muss sofort ein Arzt zu Rate gezogen werden.

Jeder Hustenstoß kann dem Betroffenen Schmerzen in der Brust bereiten, die oftmals bis in den Unterbauch ausstrahlen.

Wenn die Patienten weitere Lungenerkrankungen haben, beispielsweise Asthma oder eine Bronchitis, so verschlechtern sich diese in der Regel ___6___ die Lungenentzündung.

Sind Viren oder Parasiten für eine Lungenentzündung verantwortlich, können sich andere Beschwerden zeigen als bei der häufigen bakteriellen Pneumonie. Symptome sind hier oftmals zunächst Fieber und Schüttelfrost. Erst nach einigen Tagen tritt ein trockener Husten auf.

Anzeichen von einer Lungenentzündung mit viraler oder parasitärer Ursache sind oftmals zunächst Fieber und Schüttelfrost.

Zusätzlich ___7___ oft noch ein erschwertes Abhusten von Schleim und einem Reizhusten dazu, der sich über längere Zeit hinzieht.

Bei älteren Menschen verläuft eine Lungenentzündung oft sehr viel schwerwiegender als bei jüngeren - sie kann hier sogar schnell lebensbedrohlich werden!

Symptome einer Pneumonie bei älteren Menschen sind zum Beispiel Husten (oft mit bräunlichem / rostfarbenem Auswurf) und Atemnot. Die bräunliche Farbe des Auswurfs ___8___ durch Blutbeimengungen.

Die Atemnot, die häufig eine Lungenentzündung bei älteren Menschen begleitet, beruht auf der verminderten Leistungsreserve der Lunge im Alter. Manchmal müssen die Betroffenen vorübergehend sogar im Krankenhaus beatmet werden.

Bei einem schweren Krankheitsverlauf können vor allem ältere Menschen durch Sauerstoffmangel und Kohlendioxid-Anstieg in eine Art Dämmerzustand geraten, bei dem sie auf ihre Umwelt verwirrt oder vollkommen teilnahmslos (apathisch) wirken. ___9___ ist ebenfalls eine Behandlung im Krankenhaus notwendig.

Menschen mit einer beeinträchtigten Immunabwehr sind besonders anfällig für eine Lungenentzündung.

Die Symptome können hier stärker ausgeprägt sein und länger anhalten. Sie schwächen den ohnehin beeinträchtigten Körper zusätzlich.

Zu einer geschwächten Immunabwehr kommt es zum Beispiel im Rahmen einer immunsuppressiven Therapie. Das ist eine Behandlung, mit der die Funktion des Immunsystems bewusst eingeschränkt oder ___10___ unterdrückt werden soll (beispielsweise nach einer Organtransplantation).

Aber auch bei Erkrankungen wie AIDS oder der Zuckerkrankheit (Diabetes mellitus) können das Immunsystem deutlich schwächen.

Bei Menschen mit einer schwachen Immunabwehr kann zudem eine seltene Form der Lungenentzündung auftreten, die bei Menschen mit normalen Abwehrkräften praktisch überhaupt nicht vorkommt: Die sogenannte Pneumocystis-Pneumonie, die durch den Pilz Pneumocystis jirovecii ___11___ wird.

Wie eine Lungenentzündung behandelt wird, richtet sich nach ihrer Ursache. Auch das Alter des Patienten und eventuell bestehende Begleit- oder Vorerkrankungen spielen eine Rolle bei der Wahl der Therapie. Nicht wirksam ist eine Antibiotikabehandlung bei einer durch Viren ausgelösten oder jeder anderen, nicht bakteriellen Form der Lungenentzündung.

Dennoch werden auch dann häufig ___12___ Antibiotika verschrieben. Der Grund: Man beugt einer zusätzlichen Infektion (Superinfektion) mit Bakterien vor.

Ebenfalls wirkungslos ist eine Antibiotika-Therapie, wenn einzelne Erreger-Stämme eine sogenannte Resistenz entwickelt haben, also unempfindlich gegenüber bestimmte Antibiotika sind. Resistente Bakterien kommen besonders oft in Krankenhäusern vor, weil dort Antibiotika sehr häufig angewendet werden.

Bei einer Lungenentzündung, die durch ___13___ , Pilze oder Parasiten ausgelöst wurde, ist der Behandlungsansatz ein anderer als bei einer bakteriellen Pneumonie.

Zu Behandlung werden Medikamente eingesetzt, die vor allem die Beschwerden lindern und Folgeerkrankungen verhindern sollen, wie z.B.

- Antitussiva (z.B. Codein, Dextromethorphan) dämpfen den Hustenreiz bei trockenem Reizhusten,

- Sekretolytika (Schleimlöser, zum Beispiel Acetylcystein, Bromhexin) erleichtern das Abhusten bei produktivem Husten,
- Schmerz- und Fiebermittel (z.B. ASS, Paracetamol) dämpfen die Allgemeinsymptome wie Gliederschmerzen und Fieber.

___14____ :
- Hustenblocker und Hustenlöser dürfen niemals gleichzeitig eingenommen werden. Der verstärkt gelöste Schleim kann sonst nicht abgehustet werden - die Atemnot verschlimmert sich!

Die Pneumonie ist die häufigste zum Tode führende Infektion in Westeuropa. Sie steht in der bundesweiten Todesursachen-Statistik auf Platz 5, ungefähr 3 bis 5% der Patienten sterben jährlich daran. Besonders gefährlich sind die Erkrankungen, die im Krankenhaus erworben werden, die so genannten nosokomialen Pneumonien. Sie sind meist schwer behandelbar, denn ihre Erreger erweisen sich gegen viele Antibiotika als widerstandsfähig (resistent).

(Quelle: www.netdoktor.de et al.)

20. Die Osteoporose

Die Osteoporose (Knochenschwund) ist eine der wichtigsten Volkskrankheiten. In Deutschland leiden Millionen Menschen daran, besonders ältere __1__ . Bei den Betroffenen baut sich die Knochensubstanz verstärkt abgebaut.

Es handelt sich um einen Knochenschwund, eine chronische Erkrankung der Knochen, bei der das Verhältnis von Knochenaufbau und Knochenabbau sowie __2__ und Knochenqualität gestört ist. Durch die Zerstörung der knöchernen Mikroarchitektur wird die Knochenstruktur porös und fragil. Das lässt den Knochen an typischen Stellen wie der __3__, der Wirbelsäule oder dem Unterarm oft schon unter dem Einfluss von Alltagskräften brechen, die ansonsten unbeschadet toleriert werden und die der Knochen eigentlich tragen sollte (Fragilitätsbrüche).

Der __4__ an Knochenmasse beträgt bei gesunden älteren Menschen pro Jahr normalerweise zwischen 0,5 und 1%. Bei Osteoporosekranken liegt er höher, in schweren Fällen sogar bei bis zu 6% pro Jahr. Mediziner unterscheiden zwei Formen der Osteoporose: die primäre Form, die überwiegend nach den __5__ bei der Frau oder im Alter bei beiden Geschlechtern auftritt, und die sekundären Formen, die eine altersunabhängige Folge von Erkrankungen mit Störungen des Stoffwechsels oder des Hormonhaushalts ist. Zu diesen Erkrankungen gehören beispielsweise Typ-1-Diabetes, __6__ oder rheumatoide Arthritis. Ebenso können bestimmte Medikamente wie „Kortison" oder spezielle Antihormone eine sekundäre Osteoporose auslösen. Familiäres Vorkommen, höheres Alter, häufige __7__ , Übermäßiger Alkohol- und Nikotingenuss und verminderte körperliche Bewegung begünstigen eine __8__ stark.

Ohne Behandlung schreitet die Erkrankung schleichend voran und es kommt zu einem kontinuierlichen Verfall der betroffenen Knochen. Insgesamt begünstigen verschiedene Risikofaktoren die Entstehung der Osteoporose. Ernährung, die wenig knochenfreundlich ist (etwa kalziumarme Kost), sowie Bewegungsmangel sind hier als erstes zu nennen.

Besonders ab dem 70. Lebensjahr führt ein ernährungsbedingter __9__ an Kalzium und __10__ zu Knochenschwund. So bewirken übermäßige Diäten, überhöhter Kaffeegenuss, der Missbrauch von Abführmitteln und zu viel __11__ in der Nahrung, dass die Knochen zu wenig Kalzium und Vitamin D erhalten. Das begünstigt eine Osteoporose.

Auch übermäßiger Alkohol- und Nikotingenuss gelten als Risikofaktoren für Knochenschwund.

Zur Vorbeugung und Unterstützung der Behandlung sind regelmäßige körperliche __12__ und eine kalziumreiche Ernährung von immenser Bedeutung sowie eine ausreichende Vitamin D-Versorgung.

Mit dem Alter steigt die Gefahr, durch osteoporosebedingte Knochenbrüche pflegebedürftig zu werden. In Deutschland haben beispielsweise 1,65 Millionen Frauen und 900.000 Männer Osteoporose bedingte Wirbelkörperfrakturen zu beklagen.

Die Weltgesundheitsorganisation (WHO) hat die Osteoporose zu einer der wichtigsten zehn Volkskrankheiten unserer Zeit erklärt.

(Quelle: Internisten-im-Netz.de)

A	FRAUEN	B	VERLUST
C	WECHSELJAHREN	D	VITAMIN D
E	MANGEL	F	HÜFTE
G	STÜRZE	H	PHOSPHAT
I	KNOCHENDICHTE	J	OSTEOPOROSE
K	BEWEGUNG	L	SCHILDDRÜSENÜBERFUNKTION

21. Die Arthrose

Bei einer Arthrose ist ein Gelenkknorpel so geschädigt, er sich nicht selbst wieder reparieren kann. Zusätzlich verändert sich durch Verlust von Gelenkknorpel der Gelenkknochen. Häufig tritt eine Arthrose dann auf, wenn __1__ dauerhaft zu stark beansprucht werden.

Die Arthrose kann ein oder mehrere Gelenke befallen. Im letzteren Fall sprechen Mediziner auch von einer Polyarthrose. Knie- und Hüftgelenke sind besonders häufig betroffen, aber auch Hände bzw. Finger sowie die Schulter und das Sprunggelenk können erkranken. Am häufigsten sind die Hüft- und Kniegelenke betroffen.

Bleibt eine __2__ unbehandelt, wird irgendwann jede Bewegung zur Qual.

Eine Arthrose kann auftreten, wenn sich die Knorpel zwischen den Gelenken mit den Jahren abnutzen. Sie kann aber auch die Folge von Verletzungen, Gelenkinfektionen durch __3__ oder einer Gelenk-Fehlstellung sein. Entzündliche Gelenkveränderungen können ebenfalls zu einer Arthrose führen.

Eine Arthrose kündigt sich langsam an. Ein erstes Zeichen ist oft der "Anlaufschmerz". Man läuft los und bemerkt auf den ersten Metern ein Ziehen oder ein Spannungsgefühl in Knie oder Hüfte. Später kommt ein Belastungsschmerz hinzu. Dieser Schmerz tritt erst nach längerem Gehen auf. Anfangs sind die __4__ eher flüchtig, im fortgeschrittenen Stadium können sich viele Patienten nur noch unter Schmerzen bewegen. Es kommt zu einem __5__ , der auch noch nachts besteht. Oft ist das betroffene Gelenk dann auch geschwollen und überwärmt. Ein Gelenkerguss hat sich gebildet. Man nennt diesen Zustand aktivierte Arthrose.

Typische Symptome der Arthrose sind:
- Gelenksteifigkeit (Morgensteifigkeit)
- Gelenkschmerzen bei Belastung (Belastungsschmerz)
- __6__
- Dauerschmerz des Gelenks
- Verspannte Muskeln um das Gelenk
- Anlaufschmerzen (Schmerzen zu Beginn einer körperlichen Aktivität),
- verringerte Beweglichkeit,
- Gelenkverdickung,

- bei aktivierter Arthrose: Überwärmung, Rötung, Dauerschmerz

Es gibt mehrer __7__ , eine Arthrose zu diagnostizieren, wie beispielsweise:

- Körperliche Untersuchung,
- Röntgenbilder,
- Computertomografie (CT) oder
- Magnetresonanztomografie (MRT)

Zerstörter Knorpel lässt sich nicht wieder aufbauen. In der Arthrose-Therapie geht es darum, vorhandenen Knorpel zu erhalten. Wichtig dazu ist __8__. Wenn die Gelenke schon so sehr schmerzen, dass die Patienten sich kaum noch bewegen können, ist das Ziel, die Schmerzen unter Kontrolle zu bekommen.

Zur Behandlung einer Arthrose gibt es mehrere Möglichkeiten:

- eine Behandlung mit __9__
- eine Operation

Die wichtigsten Medikamente in der Arthrose-Therapie sind sogenannte nichtsteroidale Antirheumatika (NSAR). Das sind Schmerz- und Entzündungshemmer. Sie wirken bei Arthrose sehr gut, können aber den __10__ und die Blutgefäße angreifen.

Bei dauerhafter Einnahme haben fast alle nichtsteroidalen Antirheumatika unerwünschte Nebenwirkungen.

Ist die Arthrose weit vorangeschritten und verursacht starke Schmerzen, kann eine __11__ in das Gelenk helfen. Kortison beruhigt das Gelenk und bewirkt, dass es abschwillt.

Im frühen Stadium kann Arthrose oft ohne Medikamente behandelt werden.

Mögliche Behandlungsformen sind:

- Krankengymnastik / Physiotherapie
- eine physikalische Therapie
- Anstreben eines normalen __12__

Gezielte Übungen können die Gelenke schützen und wieder beweglich machen. Sinnvolle Sportarten sind zum Beispiel Schwimmen, Radfahren oder Nordic Walking (oder auch einfach Spaziergänge).

Ruckartige Bewegungen wie beim Squash-Spielen dagegen belasten sie eher. Die Deutsche Rheuma-Liga hilft mit ihren Bewegungsangeboten.
Je nach Schweregrad der Arthrose gibt es unterschiedliche Operationsverfahren.

a) die gelenkerhaltende Operation
Bei dieser __13__ beseitigen die Ärzte entweder eine Gelenk-Fehlstellung, oder sie entfernen lose Knorpelteile.

b) die Gelenkprothese
Ist es nicht möglich, das Gelenk zu erhalten, kann eine __14__ sinnvoll sein. Heutzutage ist das ein Routine-Eingriff. Besonders häufig sind Hüft- und Kniegelenksendoprothesen.

c) die Gelenkversteifung
Einige Gelenke dagegen lassen sich nicht so leicht ersetzen, etwa das Sprunggelenk im __15__. Eine Lösung in dem Fall: In einer Operation wird es versteift. Das beseitigt den Schmerz und behindert die Patienten im __16__ nicht allzu sehr.

A	FUß	B	OPERATIONSFORM
C	DAUERSCHMERZ	D	BAKTERIEN
E	ALLTAG	F	SCHMERZEN
G	KÖRPERGEWICHTS	H	ARTHROSE
I	MÖGLICHKEITEN	J	GELENKSCHWELLUNGEN
K	MEDIKAMENTEN	L	KORTISONSPRITZE
M	BEWEGUNGEN	N	GELENKENDOPROTHESE
O	MAGEN	P	GELENKE

22. Der Schlaganfall (Hirnschlag, Apoplex)

Der Schlaganfall ist eine plötzliche Durchblutungsstörung im Gehirn. Er wird auch Apoplex oder Apoplexie, Gehirnschlag, Hirninsult, apoplektischer Insult oder zerebraler Insult genannt.

Jedes Jahr erleiden rund 200.000 Menschen in Deutschland einen Hirnschlag. Betroffen sind vor __1__ Menschen.

Die akute Durchblutungsstörung des Gehirns hat zur Folge, dass die Gehirnzellen zu wenig Sauerstoff und Nährstoffe erhalten. Dadurch sterben sie ab. Je nachdem, welche Gehirnregion betroffen ist und wie schwerwiegend der Hirnschlag ist, zeigen sich unterschiedlich starke Schlaganfall-Symptome. Sehr oft zeigen sich akute Schwäche, Taubheits- und Lähmungsgefühle in einer Körperseite. Erkennbar wird das zum Beispiel daran, dass der Mundwinkel und das Augenlid einer Seite herabhängen und/oder der Patient einen __2__ nicht mehr bewegen kann. Dabei ist die linke Körperseite betroffen, wenn der Schlaganfall in der rechten Hirnhälfte auftritt, und umgekehrt.

Ist der Patient vollständig gelähmt, spricht das für einen Schlaganfall im Hirnstamm.

Auch plötzliche __3__ sind häufige Schlaganfall-Symptome:
Die Betroffenen berichten zum Beispiel, dass sie nur noch verschwommen sehen können oder Doppelbilder wahrnehmen. Auch ein plötzlicher, vorübergehender Sehverlust auf einem Auge kann auf einen Hirnschlag hindeuten. Durch die akuten Sehstörungen kann es passieren, dass der Betroffene stürzt oder - während einer Autofahrt - einen Unfall verursacht.

Eine akut auftretende Sprachstörung kann ebenfalls Anzeichen eines Schlaganfalls sein: Manche Patienten sprechen plötzlich verwaschen oder lallend, verdrehen __4__ oder können gar nicht mehr reden. Oft können Schlaganfall-Patienten auch nicht mehr verstehen, was man zu ihnen sagt. Das wird als Sprachverständnisstörung bezeichnet.

Weitere mögliche Anzeichen für einen Schlaganfall können plötzlicher Schwindel und sehr starke Kopfschmerzen sein.

Ausfälle von Gehirnfunktionen können die Folge sein wie zum Beispiel Taubheitsgefühle, Lähmungserscheinungen, Sprach- oder Sehstörungen. Bei rascher __5__ können sie sich manchmal wieder zurückbilden; in anderen Fällen bleiben sie dauerhaft bestehen. Ein schwerer Schlaganfall kann auch tödlich enden.

Wer schon einmal einen Schlaganfall hatte, trägt ein erhöhtes __6__ für einen weiteren Apoplex. So bekommen etwa 40 von 100 Menschen, die schon einen Hirnschlag überstanden haben, innerhalb von zehn Jahren einen weiteren. Auch das Risiko für weitere Herz-Kreislauf-Erkrankungen (z.B. Herzinfarkt) ist bei Schlaganfall-Patienten erhöht.

Eine vorübergehende __7__ im Gehirn, also ein „Mini-Schlaganfall" wird als "Transitorische ischämische Attacke" (kurz: TIA) bezeichnet. Sie ist ein frühes Warnzeichen für einen Schlaganfall.

Die TIA ensteht meist durch winzige Blutgerinnsel, die kurzzeitig die Durchblutung eines Hirngefäßes beeinträchtigen. Der Betroffene merkt das zum Beispiel an vorübergehenden Sprach- oder Sehstörungen. Manchmal stellt sich für kurze Zeit auch eine Schwäche, Lähmung oder ein Taubheitsgefühl in einer __8__ ein. Eine vorübergehende Verwirrtheit oder Bewusstseinsstörung kann ebenfalls auftreten. Solche TIA-Symptome treten immer plötzlich auf und verschwinden nach Minuten oder wenigen Stunden wieder. Trotzdem sollte man umgehend einen Arzt aufsuchen: Wird schnell die richtige Therapie eingeleitet, lässt sich ein "echter" Schlaganfall oftmals verhindern.

Ein __9__ entsteht nicht aus dem Nichts heraus. Verschiedenste Faktoren können zu seiner Entstehung beitragen.

Das Risiko für einen Schlaganfall nimmt mit den Lebensjahren zu. Daneben gibt es sehr viele Risikofaktoren, die man gezielt reduzieren kann. Dazu gehört zum Beispiel Bluthochdruck (Hypertonie): Er führt zu "Gefäßverkalkung" (Arteriosklerose), das heißt, es bilden sich Ablagerungen an der Innenwand der __10__ . Dadurch werden die Gefäße zunehmend enger. Das begünstigt einen Schlaganfall. Dabei gilt: Je schwerer der Bluthochdruck, desto wahrscheinlicher wird ein Schlaganfall.

Typische und bekannte Risiken für einen Schlaganfall (Hirnschlag) sind beispielsweise:

- Rauchen: Unter anderem fördert Rauchen die Gefäßverkalkung (Arteriosklerose) und Fettstoffwechselstörungen – beides sind weitere Risikofaktoren für einen Schlaganfall. Außerdem bewirkt Rauchen, dass sich die Gefäße verengen. Der resultierende Blutdruckanstieg begünstigt einen Hirnschlag. Rauchen verringert darüber hinaus die Sauerstoffmenge, die von den roten __11__ (Erythrozyten) transportiert werden kann. Die Gewebe und Organe bekommen dadurch weniger Sauerstoff, so auch das Gehirn. Dieses signalisiert daraufhin dem Knochenmark, mehr rote Blutkörperchen für den Sauerstofftransport zu produzieren. Durch den Zuwachs an Erythrozyten wird aber das Blut „eingedickt". Dadurch fließt es schlechter durch die noch dazu verengten Gefäße. Nicht zuletzt steigert Rauchen die Gerinnungsbereitschaft des Blutes – vor allem dadurch, dass die __12__ klebriger werden. So bilden sich leichter Blutgerinnsel, die ein Gefäß verstopfen können. Passiert dies im Gehirn, resultiert daraus ein ischämischer Schlaganfall.

- Alkohol: Hoher Alkoholgenuss – egal, ob regelmäßig oder nur selten – erhöht das Risiko für einen Schlaganfall. Vor allem die Gefahr für eine Hirnblutung steigt an. Außerdem birgt regelmäßiger __13__ weitere Gesundheitsgefahren (wie Suchtpotenzial, erhöhtes Krebsrisiko).

- Übergewicht: Übergewicht erhöht das Risiko für viele verschiedene Erkrankungen. Dazu zählt neben Diabetes und Bluthochdruck auch der Schlaganfall.

- Bewegungsmangel: Mögliche Folgen sind Übergewicht und Bluthochdruck. Beides begünstigt einen Schlaganfall.

- Fettstoffwechselstörungen: LDL-Cholesterin ("böses" Cholesterin) und andere Blutfette sind Teil der Ablagerungen, die sich bei Arteriosklerose an den Innenwänden von Gefäßen bilden. Hohe __14__ (wie ein hoher Cholesterinspiegel) steigern also über die Arteriosklerose das Schlaganfall-Risiko.

- Zuckerkrankheit: Diabetes mellitus schädigt die Blutgefäßwände, wodurch sie sich verdicken. Das beeinträchtigt den Blutfluss. Zudem verschlimmert Diabetes eine bestehende Arteriosklerose. Insgesamt haben Diabetiker so ein zwei- bis dreimal höheres Schlaganfall-Risiko als Menschen, die nicht zuckerkrank sind.

- Vorhofflimmern: Diese Herzrhythmusstörung erhöht das Schlaganfall-Risiko, weil sich dabei leicht Blutgerinnsel im Herzen bilden. Diese können – mitgerissen vom Blutstrom – im Gehirn ein Gefäß verstopfen (ischämischer Schlaganfall). Noch größer ist diese

Gefahr, wenn zusätzlich weitere Herzerkrankungen bestehen wie Koronare Herzkrankheit (KHK) oder Herzschwäche.

- Verengte __15__ (Karotisstenose): Sie beruht meist auf Gefäßverkalkung (Arteriosklerose) und verursacht oft lange Zeit keine Beschwerden. Mögliches Frühsymptom ist eine TIA (transitorische ischämische Attacke). Ob symptomlos oder nicht – die Karotisstenose erhöht das Risiko für einen ischämischen Schlaganfall (Hirninfarkt).
  - Hormonpräparate für Frauen: Die Einnahme der Verhütungspille erhöht das Schlaganfall-Risiko. Das gilt besonders bei Frauen mit weiteren __16__ wie Bluthochdruck, Rauchen, Übergewicht oder Aura-Migräne. Auch die Einnahme von Hormonpräparaten in den Wechseljahren (Hormonersatztherapie, HET) erhöht das Risiko für einen Schlaganfall.
  - usw.

(Quelle: netdoktor.de)

A	RISIKOFAKTOREN	B	KÖRPERHÄLFTE
C	BEHANDLUNG	D	ARM
E	DURCHBLUTUNGSSTÖRUNG	F	ÄLTERE
G	BLUTFETTWERTE	H	SEHSTÖRUNGEN
I	ALKOHOLGENUSS	J	RISIKO
K	SCHLAGANFALL	L	BLUTKÖRPERCHEN
M	HALSSCHLAGADER	N	GEFÄßE
O	BUCHSTABEN	P	BLUTPLÄTTCHEN

23. Der Herzinfarkt

Drei wichtige Koronaarterien versorgen die Vorder-, Seiten- und Hinterwand des Herzmuskels mit Blut. Diese Blutversorgung ist sehr wichtig für die Herzmuskelzellen.

Wird dieser Blutfluß aus irgendwelchen Gründen, zum Beispiels durch einen akuten __1__ eines Herzkranzgefäßes gestoppt, sind die Herzmuskelzellen nach spätestens zwei bis vier Stunden abgestorben. Das macht den __2__ zu einem lebensgefährlichen Ereignis.

Wie viel Herzmuskelgewebe beim Verschluss eines Herzkranzgefäßes vom Absterben bedroht ist, hängt insbesondere davon ab, ob zum Beispiel ein größeres Gefäß oder nur ein kleinerer Seitenast verschlossen ist. Die abgestorbenen __3__ werden allmählich durch Narbengewebe ersetzt. Sind größere Bereiche des Herzmuskels betroffen und narbig verändert, schränkt dies die Funktion des Herzens ein – es kommt zu einer __4__ (Herzinsuffizienz). Nicht selten bereiten dann potenziell gefährliche Unregelmäßigkeiten des Herzrhythmus (ventrikuläre Extrasystolen und ventrikuläre Tachykardien) zusätzlich Probleme.

In erster Linie sind Durchblutungsstörungen des __5__ , verursacht durch Herzinfarkte, die Ursache für etwa 20 Prozent aller Todesfälle in Europa.

Dem Herzinfarkt liegt meist eine Arteriosklerose (Gefäßwandverkalkung) der Herzkranzgefäße zugrunde. Ärzte bezeichnen dies und die sich daraus ergebenden Beschwerden als koronare __6__ (KHK).

Bekannte Risikofaktoren für eine koronare Herzkrankheit sind beispielsweise:

- erhöhte Blutfette (vor allem LDL-Cholesterin und Lipoprotein)
- Bluthochdruck
- Zuckerkrankheit (Diabetes mellitus)
- Rauchen
- ungesunde Ernährung
- Übergewicht
- Bewegungsmangel
- Stress
- (mögliche) erbliche Belastung

Typische __7__ eines Herzinfarktes sind plötzlich einsetzende, länger als fünf Minuten anhaltende, starke Schmerzen oder ein Druck- oder Schweregefühl hinter dem __8__ ("Angina pectoris").
Die Schmerzen können in den linken Arm, seltener in beide Arme oder in den rechten Arm, in den Hals oder Kiefer ausstrahlen.
Häufige Begleiterscheinungen sind kalter __9__ , Blässe, Engegefühl in der Brust, Übelkeit, Atemnot, Unruhe und Angst.

Wichtig:
Treten diese typischen Anzeichen auf, muss sofort die Telefonnummer 112 angerufen oder der Notarzt alarmiert werden!

In seltenen Fällen bereitet ein Herzinfarkt gar keine Schmerzen – Mediziner sprechen dann von einem "stummen Infarkt".
Dies kann bei __10__ vorkommen, wenn die Schmerzempfindung durch eine Schädigung der Organnerven (autonome Neuropathie) stark vermindert ist.
Auch andere lebensbedrohliche Erkrankungen im __11__ können Beschwerden auslösen, die einem Herzinfarkt ähneln.
Dazu zählen zum Beispiel der Einriss der großen __12__ (Aortendissektion), ein Pneumothorax (Luft im Pleuraspalt mit Kollaps einer Lunge) oder eine Lungenembolie.

Wichtige Maßnahmen, bis der __13__ eingetroffen ist, sind zum Beispiel:
- beengende Kleidung öffnen,
- den Patienten bequem und mit leicht angehobenem Oberkörper lagern,
- jede Aufregung vermeiden!
- beruhigend mit dem Betroffenen sprechen,
- bei einem evtl. __14__ unverzüglich mit der Wiederbelebung beginnen
- Herzdruckmassage (100-120 mal pro Minute) durchführen

Wer auf einen gesunden Lebensstil achtet, kann einem Herzinfarkt vielfach vorbeugen. Dazu gehört:

- Mit dem Rauchen aufhören! Raucher haben ein etwa dreimal so hohes Infarktrisiko wie __15__ .
- Gesundes und ausgewogenes Essen. Empfohlen wird die sogenannte Mittelmeerkost: Wenig tierische Fette und Fleisch, stattdessen pflanzliche Öle, viel Obst und Gemüse.
- Regelmäßige Bewegung. Für Patienten mit Herzleiden gibt es spezielle Herzsportgruppen.
- Übergewicht abbauen!
- Bluthochdruck behandeln lassen. Neben einer salzarmen Ernährung und regelmäßiger Bewegung sind zur Therapie einer Hypertonie meist Medikamente nötig.
- Bei Diabetes: Möglichst gute Werte anstreben. Richtlinie sind - soweit mit dem Arzt nicht anderes vereinbart ist - ein __16__ von 100 bis 125 mg/dl nüchtern (5,6 bis 6,9 mmol/l) und ein HbA1c von 6,5 bis 7,5 Prozent.
- Gesunde Ernährung und viel Bewegung können auch hier bereits einiges bewirken.
- Daneben sind unter Umständen Medikamente notwendig.

(Quelle: apotheken-umschau.de)

A	BLUTZUCKERWERT	B	NICHTRAUCHER
C	BRUSTBEIN	D	KREISLAUFSTILLSTAND
E	MYOKARDINFARKT	F	HERZMUSKELZELLEN
G	ANZEICHEN	H	HERZSCHWÄCHE
I	NOTARZT	J	DIABETIKERN
K	KÖRPERSCHLAGADER	L	HERZMUSKELS
M	BRUSTRAUM	N	VERSCHLUSS
O	SCHWEIß	P	HERZKRANKHEIT

24. Die Arteriosklerose

Die Arterien transportieren sauerstoff- und nährstoffreiches Blut vom Herzen zu den anderen Organen.

Wenn sich im Laufe der Zeit in den Gefäßen Kalk-, Bindegewebs- und Fettablagerungen entwickeln, kann dadurch der Blutfluss behindert und auch die Gefäßwände geschwächt werden..

Diese Veränderungen in den Gefäßen gehen langsam vor sich. Sie verursachen zunächst keine __1__ . Durch die fortschreitende Gefäßverengung kann das Blut die betroffenen Organe in zunehmendem Maße nicht mehr ausreichend mit __2__ versorgen.

Als Folge davon verkalken die arteriellen Blutgefäße und es kommt zu einer Arteriosklerose. Als Folgeereignis einer Arteriosklerose kann eine __3__ eintreten.

Für die Entstehung einer Arteriosklerose gibt es mehrere Theorien. Man geht zum Beispiel davon aus, dass ein Zusammenspiel von Ablagerungen und __4__ zu einer Arteriosklerose führt.

So etwa verursacht ein zu hoher Blutfettwert (LDL-Cholesterin) Entzündungsprozesse, wenn sich diese Fettkristalle an die Gefäßinnenwände legen. Aus diesen entstehen __5__ – sogenannte Plaques –, welche im weiteren Verlauf an Größe zunehmen und verkalken.

Da die Ablagerungen mit der Zeit wachsen, entstehen __6__ (Stenosen), durch die das Blut nicht mehr reibungslos hindurchfließen kann.

Plaques können jedoch auch plötzlich zu einer __7__ des Blutflusses führen, indem ihre Hülle bricht, man spricht von Plaqueruptur.

Es kommt zu einer Auflagerung gefäßverschließender Blutgerinnsel (Thromben), eine Thrombose kann sich bilden.

Im schlimmsten Fall kann ein gefäßverschließendes Blutgerinnsel (Thrombus) im Herzen einen Infarkt verursachen, im Bauch zum Absterben von Darmteilen führen oder in den Beinen schwere Durchblutungsstörungen bewirken, die mitunter eine __8__ erforderlich machen.

Ebenso kann ein Thrombus aber auch aus einer verengten Halsarterie "weggespült" werden und im Gehirn einen Gefäßverschluss (Schlaganfall) verursachen, in geringerer Zahl können auch __9__ durch Risse in einer geschwächten Gefäßwand entstehen.

Tritt die Arteriosklerose in den __10__ auf, spricht man von der peripheren arteriellen Verschlusskrankheit, pAVK (Schaufensterkrankheit). Sie macht sich durch Symptome wie Schmerzen beim Gehen und im späteren Verlauf auch durch belastungsunabhängige Schmerzen bemerkbar.

Neben dieser peripheren arteriellen __11__ sind die Halsschlagader, die Hirnarterien sowie die Herzkranzgefäße besonders häufig von der Arterienverkalkung betroffen.

Verengen sich die Gefäße im Bereich des Herzens immer weiter, kommt es zu einer __12__ des Herzmuskels:

Die Herzmuskelzellen erhalten zu wenig oder gar keinen Sauerstoff sowie Nährstoffe, wodurch sie sogar absterben können.

Letztendlich kann sich zum Beispiel eine koronare Herzkrankheit (KHK) entwickeln.

Die koronare Herzkrankheit geht unter anderem mit __13__ und Brustenge (Angina pectoris) einher.

Wenn der Durchmesser eines Herzkranzgefäßes um circa 70 Prozent verringert ist, hat die betroffene Person ein besonders hohes Risiko, zum Beispiel einen __14__ zu erleiden.

Gefäßverkalkungen können aber auch im Gehirn vorkommen. Durchblutungsstörungen des Gehirns können dann einen ischämischen Schlaganfall (Hirninfarkt) auslösen.

Ischämisch bedeutet, dass der Hirninfarkt auf eine plötzliche Minderdurchblutung von __15__ zurückzuführen ist (im Gegensatz zum hämorrhagischen Schlaganfall, der durch eine __16__ ausgelöst wird).

Er tritt meistens plötzlich auf und kann sich zum Beispiel durch Sprachstörungen, Gesichtsfeld- ausfälle und/oder Lähmungserscheinungen äußern.

Bekannte Risikofaktoren für eine Arteriosklerose sind zum Beispiel:
- ein erhöhter LDL-Cholesterinspiegel (genetisch bedingt oder aufgrund eines ungesunden Lebensstils)
- Diabetes mellitus (Zuckerkrankheit)
- Übergewicht
- Bewegungsmangel
- Bluthochdruck

- Rauchen
- Alkoholkonsum

Eine Heilung der Arteriosklerose ist nicht möglich. Aber man kann das Voranschreiten einer Arteriosklerose aufhalten und das Risiko für Folgeerkrankungen senken, indem man seinen Lebensstil durch folgende Maßnahmen ändert:

- mit dem Rauchen aufhören.
- regelmäßige Bewegung im Alltag einbauen.
- gesunde Lebensmittel im Speiseplan integrieren.

(Quelle: cholesterin-neu-verstehen.de)

A	EINBLUTUNG	B	UNTERBRECHUNG
C	NERVENZELLEN	D	ENGSTELLEN
E	HERZINFARKT	F	ORGANSCHÄDIGUNG
G	KURZATMIGKEIT	H	AMPUTATION
I	MINDERVERSORGUNG	J	GEFÄSSVERENGUNG
K	ABLAGERUNGEN	L	VERSCHLUSSKRANKHEIT
M	BEINARTERIEN	N	SYMPTOME
O	HIRNBLUTUNGEN	P	SAUERSTOFF

25. Die Infusion

Man sagt oft: Jemand „hängt am Tropf", wenn Nahrung, Flüssigkeit oder Medikamente auf diesem Weg zugeführt werden müssen.

Bei einer Infusion erhält der Patient größere Mengen an Flüssigkeit, die kontrolliert und gezielt in den Körper geschleust werden. Auf diesem Wege wird der Körper ausreichend mit Wasser, Nährstoffen und Salzen, aber auch Medikamenten versorgt. Schon um 1870 wurde damit begonnen, Medikamente zu infundieren – genau genommen waren es Schmerzmittel während Operationen.

Im Allgemeinen ist bei einer Infusion die intravenöse Versorgung gemeint, bei der die ____1___ meist in eine Vene der Armbeuge oder den Handrücken erfolgt. Man spricht bei Injektionen und Infusionen von einer parenteralen Gabe und meint damit die Umgehung des Magen-Darm-Traktes. Im Gegensatz zur sogenannten ____2_____ erhält der Patient bei Infusionen keine Blutprodukte wie zum Beispiel rote _____ oder Blutgerinnungseiweiße.

Ist eine i3ntravenöse Infusion nicht möglich oder indiziert gibt es Alternativen. Man unterscheidet hierbei nach Zugangsweg und _____4_____.

Es gibt - je nach Einsatzzweck- verschiedene Arten von Infusionen:

- Elektrolytlösungen enthalten Elektrolyte (Salze) wie zum Beispiel Natrium, Kalium oder Calcium. Eine Sonderform ist die NaCl-Infusion (____5_____), die reines Kochsalz enthält.
- Glukoselösungen enthalten neben Salzen vor allem Glukose (Traubenzucker).
- Kolloidale Lösungen enthalten Kolloide wie zum Beispiel Hydroxyethylstärke. Diese großen, wasserbindenden Moleküle dienen der Aufrechterhaltung des Blutdrucks.
- Infusionstherapie mit Medikamenten: Viele Medikamente können nur nach Auflösen in einer Infusionslösung – zum Beispiel in einer NaCl-Infusion – verabreicht werden.

Eine Infusionslösung wird immer dann appliziert, wenn die
_____6_____ eines Patienten unterstützt werden muss.
Mögliche Anwendungsgebiete sind unter anderem:

- Flüssigkeitsmangel, zum Beispiel bei großer Hitze oder Durchfall
- Blutverlust nach Unfällen oder bei inneren ____7____ .
- Infusionen als Teil einer künstlichen Ernährung
- Ersatz von Elektrolyten bei ____8_____ .
- Unterzuckerung
- Verabreichung von löslichen Medikamenten, zum Beispiel bei einer Chemotherapie

Am häufigsten erfolgt die Gabe von Infusionen über eine Vene. Hierzu ist ein dauerhaft liegender venöser ____9___ (Venenkatheter oder Portkatheter bei einer Chemotherapie) nötig, der sich sowohl an Armen oder Beinen, als auch am Hals befinden kann.
Eine subkutane Infusion ermöglicht das schnelle Verabreichen großer ____10_____ . Dazu legt der Arzt eine dünne ___11___ unter die Haut (Subkutis). Die kleinen Blutgefäße nehmen die Infusionslösungen auf und leiten sie in den Blutkreislauf weiter.
Die Flüssigkeit aus den Infusionsflaschen oder -beuteln fließt über einen Kunststoffschlauch und den Katheter oder eine Infusionsnadel in den Körper. Bei längerer Gabe – etwa auf Intensivstationen – werden besondere Infusionspumpen, die eine genaue Dosierung ermöglichen, verwendet.
Welche Risiken birgt eine Infusion?
Grundsätzlich kann sich bei einer ___12_____ der notwendige Zugang durch eingeschleppte Erreger entzünden. Der Arzt wird dann den Katheter beziehungsweise die Nadel entfernen und gegebenenfalls ein Antibiotikum verordnen. Beim Legen des Zugangs können Nervenverletzungen oder Blutungen entstehen.
In Abhängigkeit der ___13_____ kann es zu verschiedenen Komplikationen kommen.
Mögliche Probleme und Komplikationen sind zum Beispiel:

- Verabreichung zu hoher Elektrolytkonzentrationen
- Allergische Reaktionen und Nierenfunktionsstörungen
- Glukoselösungen: Überwässerung oder Bewusstseinsstörungen
- Verschiebungen des Säure-Base-Haushalts
- Überschießende _____14_____ .
- Belastung des Herzens durch zu große Flüssigkeitsmengen
- Bildung von Ödemen (Wasserablagerungen im Gewebe)
- Venenreizungen und Fehllage des Venenkatheters

Bei länger andauernden _____ müssen die Elektrolytwerte regelmäßig kontrolliert werden. 15
Es ist auf Hautreizungen zu achten. Rötungen oder Überwärmungen im Bereich der Einstichstelle der Infusionsnadel können auf _____16_____ hindeuten.
Typische Symptome von Komplikationen, die bei einer Infusion auftreten können, sind beispielsweise Bewusstseinsstörungen, Schwellungen oder Atemnot.

(Quelle: netdoktor.de)

A	INFUSIONEN	B	BLUTDRUCKSTEIGERUNG
C	ENTZÜNDUNGEN	D	INFUSIONSLÖSUNG
E	NADEL	F	INFUSION
G	ZUGANG	H	FLÜSSIGKEITSMENGEN
I	PUNKTION	J	BLUTUNGEN
K	TRANSFUSION	L	SALZMANGEL
M	INFUSIONSDAUER	N	Herz-KREISLAUF-FUNKTION
O	NATRIUMCHLORID	P	BLUTKÖRPERCHEN

26. Die kapillare Blutentnahme

Um wiederholte Gefäßpunktionen zu Untersuchungszwecken und die damit verbundenen Gefahren für die Patienten zu vermeiden, kann als Alternative zur Gewinnung von venösem oder arteriellem Blut auch Kapillarblut entnommen werden.

Kapillarblut kann man für folgende Untersuchungen nehmen:
- Blutzucker,
- Blutgerinnung,
- Elektrolyte,
- Hämoglobin,
- Thrombozyten,
- zur _____ (BGA) oder
- zum Screening von Neugeborenen auf Stoffwechselkrankheiten.

Möglich Punktionsstellen sind:
- das Ohrläppchen
- die Seiten der _____ .
- der Unterarm oder die Ferse (nur bei Neugeborenen und Säuglingen üblich)

Eine Blutentnahme zur Blutzuckermessung kann anstatt am Finger an der Handfläche, dem Handballen oder Unterarm vorgenommen werden. Für die Stechhilfe muss allerdings eine andere Endkappe verwendet werden, um Blut an den genannten Stellen zu entnehmen.

Die kapilläre Blutentnahmemethode ist technisch einfach und vom Laien und mit geringem Materialaufwand durchführbar. Ein Nachteil ist die geringe verfügbare Blutmenge. Außerdem ist im Kapillarblut die Trennung von Plasma und Serum nur schwierig durchführbar.

Zur professionellen Kapillarblutentnahme werden grundsätzlich Schutzhandschuhe getragen.

Eine _____ der Haut zur kapillären Blutentnahme wird für unnötig erachtet. Patienten sollten sich jedoch vor dem Einstich die Hände mit Seife waschen. Das dient der Sauberkeit und Durchblutung in den Fingern.

Wird jedoch eine alkoholische Hautantiseptik praktiziert, muss das Desinfektionsmittel vor der Punktion sorgfältig abgetrocknet sein.

Es kommt sonst durch Verdünnungseffekt oder Reste des Desinfektionsmittels zu veränderten Testergebnissen.

Ein Pflaster auf der _____ schützt zunächst den Patienten vor Verschmutzung oder Infektion der Einstichstelle, es verhindert zudem die Blutkontamination anderer.

Der Arbeitsplatz am Blutzucker-Messgerät sollte immer sauber hinterlassen werden. Eine Desinfektion der Arbeitsflächen mit 70 %igem Alkohol ist nach jeder Nutzung angebracht.

Im Rahmen der kapillaren Blutentnahme ergeben sich für die Pflegefachkraft folgende Schwerpunkte:

- Vorbereitung des Materials
- korrekte Durchführung der kapillaren Blutentnahme
- evtl. Blutprobenanalyse (Blutzuckerbestimmung)
- Nachsorge

Zur Materialvorbereitung sollten auf einem desinfizierten Tablett die erforderlichen Materialien gerichtet werden:

- stark hyperämisierende Salbe (z. B. Finalgon extra stark) für die BGA-Untersuchung
- _____
- keimarme Tupfer
- steril verpackte Einmallanzetten oder Stechhilfe mit verstellbarer Einstichtiefe (Tiefeneinstellungen von 0,51 bis 2,04 mm)
- Abwurfbehältnis für benutzte Lanzette
- Teststreifen oder Glaskapillare
- kleines Pflaster
- evtl. Messgerät

Vor dem Einstechen für die Kapillarblutentnahme können Patienten Folgendes tun, um ausreichend Blut in die Finger zu bekommen:

- den Arm für eine kurze Zeit locker an der Seite hängen lassen
- Hände unter lauwarmes _____ halten und gegeneinanderreiben
- den betreffenden Finger vorsichtig von der Handfläche zur Fingerkuppe massieren

- zur Vorbereitung der Blutgasanalyse mit arterialisiertem Kapillarblut das Ohrläppchen oder die Fingerbeere 5 – 10 Min. vor der Punktion mit der hyperämisierenden Salbe bestreichen
- vor der Punktion die Salbe gründlich abwischen
- Verfallsdatum der Teststreifen kontrollieren
- bei Testsystemen kontrollieren, dass die _____ der Teststreifen mit der Geräteeinstellung (Code erscheint im Display beim Einschalten des Gerätes) übereinstimmt
- mit der Lanzette ausreichend tief und senkrecht zur Haut schnell und ohne zu bohren einstechen (vorsichtiges, zögerliches Einstechen schmerzt eher); am besten eignen sich Stechhilfen
- Niemals in die Fingerbeere stechen, sondern immer in die Seite der Fingerkuppe. Die Blutversorgung ist hier besser und das Schmerzempfinden geringer. Es bietet sich eher der Ringfinger der nichtbevorzugten Hand an, also nicht der meist angebotene rechte _____ des Rechtshänders. Nicht den Daumen anstechen!
- Den ersten austretenden Blutstropfen mit einem sauberen Tupfer abwischen (er kann zuviel Gewebeflüssigkeit enthalten)
- Fingerbeere leicht zusammendrücken, damit ein ausreichend großer Blutstropfen entsteht (Fingerbeere nicht pressen oder quetschen, das verursacht das Verdünnen der Blutprobe durch Gewebeflüssigkeit und verfälscht das _____)
- Blutstropfen je nach Untersuchungstechnik entweder:
  - auf das vorgesehene Feld des Teststreifens tropfen lassen (Blutzuckerbestimmung),
  - luftblasenfrei in eine waagrecht gehaltene _____ aufsteigen lassen (BGA) und unmittelbar an- schließend untersuchen oder
  - den Sensor an den Blutstropfen führen und vom

    Messsystem einsaugen lassen.

Achung: Für den Mitarbeiter besteht _____ durch Stichverletzungen mit der Lanzette oder durch Blutkontamination. Die geplante Einstichstelle muss sauber und gut durchblutet sein. Sie darf nicht ödematös oder entzündet sein.

Bei Patienten mit Kreislaufzentralisation (z. B. im Schock, bei starkem Blutverlust oder Unterkühlung) kann die kapillare Untersuchungsmethode nicht angewendet werden.

Oft wird gerne auch aus dem Ohrläppchen_____ entnommen. Diese Methode ist weitgehend schmerzfrei. Außerdem ist hier die Infektionsgefahr der kleinen Wunde weniger groß als an der Fingerbeere, die ständigen Kontakt zu keimbesiedelten Gegenständen hat.

Von Vorteil ist zudem, dass empfindliche Menschen nicht ihr eigenes Blut sehen. Dadurch wird die Gefahr eines _____ verringert.

Für die Selbstmessung scheidet diese Punktion jedoch aus. Nachteilig ist auch eine mögliche Verschmutzung der Kleidung des Patienten.

Die Ergebnisse der Blutgasanalyse aus dem Kapillarsystem haben eine größere Schwankungsbreite als die Untersuchungsergebnisse von Blut aus großen Arterien (A. radialis oder A. femoralis). Bei stark gefährdeten Patienten (Atmung, Herz-Kreislauf) auf _____ ist die Blutgasanalyse aus dem Kapillarsystem deshalb nicht ausreichend.

Blutzuckerwerte können bei Bestimmung z. B. am Unterarm im Vergleich zum BZ-Wert an der Fingerbeere abweichen.

Dies kommt unter anderem durch Unterschiede in der regionalen, oberflächlichen _____ und der verzögerten Einstellung des Glukosegleichgewichts nach Nahrungsaufnahme sowie nach Applikation von Insulin zustande. Muss der Patient mit stark schwankenden Blutzuckerwerten rechnen, sollte der _____ grundsätzlich nur aus dem kapillaren Blut aus der Fingerbeere bestimmt werden.

Quelle: Thiemes Pflege; Lehrbuch für Pflegende in Ausbildung)

A	DESINFEKTION	B	WASSER
C	HAUTDURCHBLUTUNG	D	MESSERGEBNIS
E	ZEIGEFINGER	F	EINSTICHSTELLE
G	MIKROKAPILLARE	H	BLUTGASANALYSE
I	INFEKTIONSGEFAHR	J	KAPILLARBLUT
K	FINGERBEERE	L	CHARGENNUMMER
M	KREISLAUFSCHOCKS	N	INTENSIVSTATIONEN
O	SCHUTZHANDSCHUHE	P	BLUTZUCKER

27. Basale Stimulation

Unter „Basaler Stimulation" versteht man ein umfassendes Konzept für die pädagogische, pflegerische oder therapeutische Arbeit mit schwerst beeinträchtigten Menschen aller Altersstufen, das voraussetzungslos Angebote an kurzzeitig oder langfristig schwer kommunikations- und aktivitätsbeeinträchtigte Menschen macht.

Basale _____ unterstützt durch ganzheitliche, körperbezogene Kommunikation schwer beeinträchtigte Menschen und fördert ihre Wahrnehmungs-, Kommunikations-, und Bewegungsfähigkeiten.

„Basal" bedeutet "zum Grund oder zur Basis hin orientiert", wird aber auch als Synonym für "grundlegend" benutzt. Dabei setzt Basale Stimulation auf einfache Mittel wie beispielsweise auditive Angebote, vibratorische Anregungen und bewusste Berührungen.

Ziel ist es, den eigenen Körper wahrzunehmen. Denn dies ist_____, um einen Zugang zu Mitmenschen und der Umwelt aufbauen zu können.

Nonverbale, basale Kommunikation ermöglicht Austausch zwischen Menschen – über die Grenzen von Behinderungen und Beeinträchtigungen hinweg.

Bei der Basalen Stimulation geht es primär darum, die Fähigkeiten eines Menschen mit Einschränkungen zu entdecken und auszubauen. Sie kann dazu führen, dass sich Wahrnehmung, Kommunikation und Bewegung sowie persönliche und räumliche Orientierung verbessern. Basale Stimulation fragt nicht nach der „Funktionsstörung" und den Defiziten – also dem, was gemeinhin „die _____" ist. Sondern sie fragt und sucht nach dem Potenzial eines Menschen, mit der Umwelt zu kommunizieren. Dazu werden Impulse des Patienten aufgenommen und weiterverfolgt. Die humanen Begegnungen zwischen Pflegenden und Patienten werden strukturiert, die Pflegenden lernen unnötige Irritationen und Störungen zu vermeiden und _____ zu geben. Die Förderung eines Grundvertrauens durch individuell angepasste Rituale, Wiederholungen und persönliche Pflegeangebote gehört zum Kern der Basalen Stimulation. Die Ganzheitlichkeit des Menschen stellt eine Ressource dar, die die _____ nutzen sollte. Selbst Menschen, die im Koma liegen und anscheinend nicht zur Kontaktaufnahme fähig sind, nehmen wahr, erleben soziale Kontakte, fühlen und erinnern sich und versuchen, sich zu strukturieren.

Basale Stimulation versteht sich
- als Angebot körperbezogenen und ganzheitliches Lernens,
- als umfassende _____ in sehr frühen Lebensphasen
- als Orientierung in unklaren, Wahrnehmungs-, Kommunikations- und Bewegungssituationen
- als Stressreduzierung für Menschen in belastenden Grenzsituationen, z.B. in schweren gesundheitlichen Krisen
- als _____ von Menschen in ihrem Sterben
- als psychotherapeutisch orientierte Begleitung in schwierigen Wahrnehmungs- und Kommunikationsphasen

Basale Stimulation beruht auf einem _____ , das den Menschen mit seiner individuellen Entwicklung ins Zentrum stellt. Unterstützen und Begleiten sind Hauptaufgaben der Pflege und nicht Gesundmachen, Korrigieren und Belehren.

_____ des Patienten werden aufgenommen und weiter verfolgt. Standardisierte routinemäßige Abfolgen werden möglichst vermieden und den Bedürfnissen des Patienten angepasst.

Angehörige sind sowohl Mitbetroffene wie auch Co-Therapeuten. Es kann sehr sinnvoll sein, die _____ des Betroffenen in die basal stimulierende Pflege zu integrieren, sie anzuleiten und zu beraten. Sie können dadurch ihre eigene Situation besser verarbeiten und neue Wege zur Kommunikation und Begleitung entwickeln.

Bewusstseinsveränderte Patienten können das wahrnehmen und oftmals aktiver werden, wenn sie sich von einer bekannten und vertrauten Person umgeben fühlen.

Die Integration der Angehörigen kann über Initialberührung, Berührung, atemstimulierende Einreibung (ASE), _____ bis hin zur angeleiteten basal stimulierenden Ganzkörperwaschung schrittweise erfolgen. Angehörige entwickeln hier oft ein sehr kreatives Potenzial.
Pflege sollte Patienten dabei unterstützen, ihre persönliche _____ aktiv mitzugestalten, z. B. das Bett oder den Nachttisch.

Wer in einer Welt leben muss, die nur von anderen arrangiert wird, kann diese Welt nicht als seine Welt akzeptieren.

(Quelle: www.basale-stimulation.de)

A	KRANKHEIT	B	ENTWICKLUNGSANREGUNGEN
C	PFLEGE	D	SICHERHEIT
E	BEGLEITUNG	F	MASSAGEN
G	ANGEHÖRIGEN	H	STIMULATION
I	UMWELT	J	PFLEGEVERSTÄNDNIS
K	IMPULSE	L	VORAUSSETZUNG

Lösungen

1. Maßnahmen zur Desinfektion

Wenn man davon spricht, dass ein Gegenstand steril ist, heißt das, dass er 100%ig frei von allen lebenden Mikroorganismen oder Keimen ist.

Unter Mikroorganismen versteht man Lebewesen tierischer oder pflanzlicher Natur, die mit dem bloßen Auge nicht zu erkennen sind.

Die krankmachenden Mikroorganismen nennt man auch pathogene Keime oder Krankheitserreger. Hierzu gehören zum Beispiel:

- Bakterien, Bazillen und Clostridien
- Viren
- Pilze (z.B. Faden- und Sproßpilze)
- Ricksettsien
- Protozoen (z.B. Rhizopoden, Infusorien und Sporozoen

Die Besiedelung des menschlichen Körpers mit pathogenen Keimen nennt man Infektion. Die Erkrankung, die durch die starke Vermehrung der in den Körper eingedrungenen pathogenen Keime hervorgerufen wird, heißt Infektionskrankheit.

Bekannte Infektionskrankheiten sind beispielsweise Grippe, Angina, Tuberkulose, Gasbrand, Malaria, Typhus, Hepatitis, Enzephalitis, Meningitis, Wochenbettfieber usw. Es gibt verschiedene Möglichkeiten, sich mit pathogenen Keimen zu infizieren, wie zum Beispiel durch Kontakt- und Schmierinfektion, durch Tröpfcheninfektion, durch Staubinfektion und durch Nahrungsmittelinfektion.

Um die Gefahren einer Krankheitsübertragung zu mindern, sollen auch die in der Arztpraxis arbeitenden Mitarbeiterinnen Maßnahmen zur Desinfektion und Sterilisation sachgerecht durchführen können.

Desinfizieren heißt, einen Gegenstand in einen Zustand zu versetzen, in dem er nicht mehr infizieren kann.

Sterilisieren heißt, einen Gegenstand von allen vermehrungsfähigen Keimen freimachen.

Desinfektion oder Entseuchung ist die Abtötung der krankmachenden Keime.

Sterilisation ist die Abtötung aller Keime einschließlich ihrer Dauerformen (Sporen).

Asepsis ist die Keimfreiheit aller Gegenstande, die mit der Wunde evtl. in Berührung kommen.

Antisepsis ist die Abtötung der krankmachenden Keime mit Hilfe chemischer Mittel in der Wunde selbst.

2. Die Händedesinfektion

Bei der Händedesinfektion unterscheidet zwischen hygienischer Händedesinfektion und chirurgischer Händedesinfektion.

a) Hygienische Händedesinfektion
Nach jedem Kontakt mit infektiösem Material — jedes Untersuchungsmaterial im ärztlichen Labor muss von vorne herein als möglicherweise infektiös angesehen werden — wird eine hygienische Händedesinfektion durchgeführt.
Für die Reihenfolge der Arbeitsgänge gilt:
Zuerst desinfizieren, danach reinigen!

Verwendet werden Feindesinfektionsmittel (z.B. Ethanol, Isopropanol usw.), die gut hautverträglich sind und etwa eine halbe Minute Einwirkzeit benötigen. Die nach den Listen des RKI und der DGHM ausgewählten Händedesinfektionsmittel werden in der Regel als gebrauchsfertige Präparate in Wandspendern angeboten. Die Schüsselmethode ist veraltet. Zur Händetrocknung sollen zur Verhinderung einer Reinfektion nur Einweg-Handtücher (Papierhandtücher) eingesetzt werden.

b) Chirurgische Händedesinfektion

Vor jedem chirurgischen Eingriff, auch vor Injektionen und Punktionen mit besonders hohen Anforderungen an die Aseptik, wird eine chirurgische Händedesinfektion durchgeführt.

Die Desinfektionsmittel sind die gleichen wie bei der hygienischen Händedesinfektion, jedoch gelten andere Einwirkzeiten und Desinfektionsmittelmengen.

Für die Reihenfolge der Arbeitsgänge gilt:

Zuerst reinigen, danach desinfizieren!

3 bis 5 Minuten Händereinigung unter fließend warmem Wasser mit Bürste und antiseptischer Seife; gereinigt wird auch im Bereich der Unterarme bis zum Ellenbogen und im Nagelbereich.

2 bis 5 Minuten Desinfektion der Hände und der Unterarme bis zum Ellenbogen.

3. Die Hautdesinfektion

Vor jeder Injektion, Punktion, Blutabnahme, sowie vor chirurgischen Eingriffen wird die entsprechende Hautpartie desinfiziert.

Für die Reihenfolge der Arbeitsgänge gilt:

Zuerst reinigen, danach desinfizieren!

Als Reinigungsmittel sind Äther oder Wundbenzin geeignet.

Achtung: Äther und Wundbenzin desinfizieren **nicht**!

Nach der Reinigung erfolgt die Hautdesinfektion entweder mit einem Hautdesinfektionsspray oder mit einem Hautantiseptikum.

Grundsätzlich können alle Mittel verwendet werden, die auch bei der chirurgischen Händedesinfektion Anwendung finden.

4. Desinfektion von Flächen und Inventar

Krankmachende Keime überleben monatelang auf Oberflächen in Arztpraxen und Kliniken.

Jeder pathogen Keim ist eine mögliche Infektionsquelle.

Wir finden die krankmachenden Keime nicht nur auf Türgriffen oder Handläufen, sondern auch auf Krankenhausbetten, Nachttischen und im Toiletten- und Badebereich (Toiletten, Badewannen, Duschen).

Weitere mögliche Infektionsquellen sind der Fußboden und Flächen, die mit Körperflüssigkeiten in Kontakt gekommen sind.

Nach der Kontamination mit infektiösem Material erfolgt die systematische Keimreduktion bzw. Desinfektion der in Frage kommenden Oberflächen:

Türen, Wände, Türklinken, Fensterbretter, Fußboden, Tische, Stühle, Untersuchungsliegen usw.

Die kontaminierten Flächen werden mit einer entsprechenden Desinfektionslösung gründlich abgewischt.

Die Auswahl des Mittels (Wirkstofftyps) richtet sich grundsätzlich nach dem Erreger. Die Listen der DGHM und des Robert-Koch-Instituts sind zu beachten!

Die Flächendesinfektion erfolgt in der Regel durch eine Scheuer- und Wischdesinfektion.

Bei diesem Desinfektionsverfahren soll mit der 2-Eimer-Methode gearbeitet werden. Aus dem 1. Eimer wird die frische Desinfektionslösung genommen, in den 2. Eimer wird die schmutzige und gebrauchte Desinfektionslösung zurückgegeben.

Selbstverständlich sollen auch bei dieser Arbeit Handschuhe getragen werden.

In jedem Fall muss auch die individuelle Einwirkzeit des Desinfektionspräparates eingehalten werden. Nur dann wird auch eine ausreichende keimreduzierende Wirkung erzielt.

Eine weitere Möglichkeit der Flächendesinfektion ist die Bestrahlung mit kurzwelligem ultravioletten Licht (UV-Strahler).

5. Das Infektionsschutzgesetz - IfSG

Das Infektionsschutzgesetz (IfSG) trat am 01.01.2001 in Kraft und und regelt, welche Krankheiten bei Verdacht, Erkrankung oder Tod und welche labordiagnostischen Nachweise von Erregern meldepflichtig sind. Bei meldepflichtigen Krankheiten handelt es sich um bestimmte übertragbare Infektionen, die einer Meldepflicht unterliegen und somit öffentlichen Behörden gemeldet werden müssen. Das bedeutet, dass Erregernachweis, Infektionsverdacht, Erkrankung oder Tod durch die im Gesetz genannten Krankheiten an das Gesundheitsamt bzw. die entsprechende Gesundheitsbehörde gemeldet werden müssen.

Weiterhin legt das Gesetz fest, welche Angaben von den Meldepflichtigen gemacht werden und welche dieser Angaben vom Gesundheitsamt weiter übermittelt werden. An die zuständigen Stellen müssen bei Krankheitsverdacht, Erkrankung und Tod folgende Krankheiten gemeldet werden:

Botulismus, Cholera, schwerer Verlauf von Clostridium-difficile Infektion, Diphtherie, Creutzfeldt-Jakob-Krankheit (humane spongioforme, Enzephalopathie, HSE), Hepatitis A, Hepatitis B, Hepatitis C, Hepatitis D, Hepatitis E, hämolytisch-urämisches Syndrom (HUS), virusbedingtes Hämorrhagisches Fieber, Influenza-A-(H1N1) ("Schweinegrippe") sowie aviäre Influenza

("Vogelgrippe"), Masern, Meningokokken-Meningitis oder – Sepsis, Milzbrand, Mumps, Pertussis, Poliomyelitis, Pest, Röteln, einschließlich Rötelnembryopathie, Tollwut, Typhus, Varizellen.

Auch die Corona-Viren gehören dazu!

Coronaviren wurden erstmals Mitte der 60er Jahre identifiziert. Sie können sowohl Menschen als auch verschiedene Tiere infizieren, darunter Vögel und Säugetiere. Coronaviren verursachen in Menschen verschiedene Krankheiten, von gewöhnlichen Erkältungen bis hin zu Gefährlichen oder sogar potenziell tödlich verlaufenden Krankheiten wie dem „Middle East Respiratory Syndrome" (MERS) oder dem „Severe Acute Respiratory Syndrome" (SARS).

Seit Anfang des Jahres 2020 ist das neuartige Coronavirus (SARS-CoV-2) dazugekommen. Das Corona-Virus ist von Mensch zu Mensch übertragbar. Der Hauptübertragungsweg ist die Tröpfcheninfektion.

6. Wofür stehen SARS-CoV-2 und Covid-19?

Seit Anfang Dezember 2019 sind ausgehend von Wuhan, der Hauptstadt der zentralchinesischen Provinz Hubei, vermehrt Fälle von Atemwegserkrankungen durch ein neuartiges Coronavirus (SARS-CoV-2) vorwiegend in China aufgetreten.

Die Krankheit wird von Mensch zu Mensch, primär über Sekrete der Atemwege, übertragen.

Nach einer Inkubationszeit von bis zu 14 Tagen können folgende Symptome auftreten: Fieber, Husten, Atemnot.

Seit dem 11. Februar 2020 hat das neuartige Coronavirus, das bislang vorläufig mit 2019-nCoV bezeichnet wurde, einen neuen Namen: SARS-CoV-2. Das Akronym SARS steht dabei für „Schweres Akutes Atemwegssyndrom". Der Name weist auf die enge Verwandtschaft zum SARS-Virus hin, das 2002/2003 eine Epidemie ausgelöst hatte.

Auch die Lungenkrankheit, die durch SARS-CoV-2 ausgelöst werden kann, hat einen neuen Namen erhalten. Sie wird nun Covid-19 (Corona Virus Disease 2019) genannt.

Die Koordinierung und Informationen über das neuartige Corona-Virus übernimmt das Robert Koch-Institut.

Das Robert-Koch-Institut rät bei Fieber, Husten und Atemnot zu folgenden Vorsichtsmaßnahmen: unnötige Kontakte vermeiden, nach Möglichkeit zu Hause bleiben, beim Husten und Niesen Abstand zu anderen halten, beim Niesen die Armbeuge vor Mund und Nase halten oder Taschentücher benutzen, regelmäßig die Hände gründlich mit Wasser und Seife waschen, das Berühren von Augen, Nase und Mund vermeiden.

(Quelle: Bundesministerium für Gesundheit)

7. Pandemie, Epidemie und Endemie?

Bei allen drei Begriffen handelt es um einen Krankheitsausbruch, jedoch mit unterschiedlichem Schweregrad.

Endemie
Eine Endemie beschreibt das zeitlich und örtlich begrenzte Auftreten einer Erkrankung, meist innerhalb einer bestimmten Region oder Personengruppe. Entscheidend ist dabei, dass die Krankheit in der dort lebenden Bevölkerung dauerhaft in erhöhtem Maße auftritt. Die betreffende Region wird Endemiegebiet genannt.

Ein Beispiel für eine Endemie ist die Infektionskrankheit Malaria. Dieses Tropenfieber ist in rund hundert Ländern auf unterschiedlichem Niveau endemisch, tritt in den betreffenden Gebieten also fortwährend gehäuft auf.

Epidemie
Als Epidemie bezeichnet man ein stark gehäuftes Auftreten einer Krankheit innerhalb einer bestimmten Region oder Bevölkerung. Meistens handelt es sich um Infektionskrankheiten wie Cholera, Typhus, Legionärskrankheit, SARS und anderen.

Entscheidend bei der Epidemie ist, dass eine deutliche Zunahme von Krankheitsfällen und Häufigkeit der Neuerkrankungen vorliegt. Kennzeichen einer Epidemie ist ihre Begrenzung auf ein regionales Gebiet.

Pandemie

Eine Pandemie ist eine Krankheitswelle, die sich schnell über ganze Landstriche, Länder und Kontinente weiter verbreitet.

Die Pandemie bleibt also im Gegensatz zur Epidemie nicht regional begrenzt. Bei einer fehlenden Grundimmunität in der Bevölkerung führt eine Pandemie zu einer erhöhten Zahl von schweren Erkrankungen und Toten. In einem realistischen Szenario muss mit einer etwa zehnfach höheren Zahl von Krankenhauseinweisungen und Todesfällen gerechnet werden. Dies kann schnell das allgemeine Wirtschaftsleben lahmlegen. Die Kapazität von Krankenhäusern kann schnell ausgeschöpft sein. Dann müssen die ambulant tätigen Ärztinnen und Ärzten die Versorgung der Erkrankten übernehmen.

8. Das neuartige Corona Virus (COVID-2019)

Corona-Viren gibt es schon seit über 50 Jahren. Sie können sowohl Menschen als auch verschiedene Tiere infizieren, darunter Vögel und Säugetiere. Coronaviren verursachen beim Menschen verschiedene Krankheiten, von gewöhnlichen Erkältungen bis hin zu gefährlichen oder sogar potenziell tödlich verlaufenden Krankheiten wie dem „Middle East Respiratory Syndrome" (MERS) oder dem „Severe Acute Respiratory Syndrome" (SARS).

Nun gibt es seit Anfang 2020 in Europa ein neuartiges Coronavirus, das man bis dato noch nicht gekannt hatte. Auf Grund seiner Verwandtschaft mit dem SARS-Coronavirus, wird es als SARS-Coronavirus 2 bezeichnet. Das englische Wort für „Krankheit" heißt „Disease". Die durch das Virus ausgelöste Erkrankung wird daher international als „Coronavirus Disease 2019" abgekürzt „COVID-2019" bezeichnet.

Die ersten infizierten Menschen haben sich den Fischmarkt in Wuhan in der Provinz Hubei (China) besucht. Da auch Wildtiere auf dem Markt verkauft wurden, glaubt man, dass dort eine Übertragung erfolgt ist. Immer da, wo Mensch und Tier eng zusammen sind, besteht das Risiko, dass ein Erreger vom Tier auf den Menschen übergeht. Von dort hat sich das Virus zuerst innerhalb von China und inzwischen auch außerhalb von China ausgebreitet. Verwandte Coronaviren sind schon seit langem bei Tieren, insbesondere Fledermäusen bekannt.

Es ist bekannt, dass das Virus auch von Mensch- zu- Mensch als Tröpfchen oder Kontaktinfektion übertragen werden kann. Vor allem durch Händekontakt, Anhusten, Sekrete oder Schnupfen können die Viren übertragen werden. Die Wissenschaftler gehen davon aus, dass der Hauptübertragungsweg die Tröpfcheninfektion ist. Dies kann direkt von Mensch zu Mensch über die Schleimhäute der Atemwege geschehen oder auch indirekt über Hände, die dann mit Mund- oder Nasenschleimhaut sowie der Augenbindehaut in Kontakt gebracht werden.

Man kann sich mit einer an Coronaviren erkrankten Person nur anstecken, wenn man Kontakt mit dieser Person hatte. Daher ist der beste Schutz sich - wie bei Grippe bzw. Influenza und anderen akuten Atemwegsinfektionen - mittels guter Händehygiene und einer korrekten Husten- und Niesetikette sowie einem ausreichenden Abstand zu Erkrankten (ca. 1 bis 2 Meter) vor einer Übertragung des neuen Coronavirus zu schützen.

Diese Maßnahmen sind auch in Anbetracht der Grippewelle überall und jederzeit angeraten. Das Tragen eines Mund-Nasen-Schutzes für eine gesunde Person verringert nicht das Risiko einer Ansteckung. Nach Angaben der WHO kann das Tragen einer Maske in Situationen, in denen dies nicht empfohlen ist, ein falsches

Sicherheitsgefühl erzeugen, durch das zentrale Hygienemaßnamen wie eine gute Händehygiene vernachlässigt werden können. Kranke Menschen sollen generell bei Erkrankungen nach Möglichkeit zu Hause bleiben. Auf Anordnung der Gesundheitsämter müssen Personen, die im Verdacht einer „COVID-2019" Erkrankung stehen, ebenfalls zu Hause bleiben. Diese häusliche Quarantäne wird im §30 des Infektionsgesetzes vorgeschrieben. Bei Nichtbefolgung der Anordnung droht eine zwangsweise Einweisung in die Psychiatrie eines Krankenhauses oder in einen abgeschlossenen Teil eines Krankenhauses.

Die Zeitdauer von einer Ansteckung mit einem Erreger bis zum Auftreten der ersten Krankheitssymptome und dem Ausbruch der Krankheit nennt man Inkubationszeit. Beim SARS-Coronavirus 2 beträgt die Inkubationszeit bis zu 14 Tagen. Nach Angaben der Weltgesundheitsorganisation (WHO) beträgt die Inkubationszeit beim SARS-Coronavirus 2 durchschnittlich 5 bis 6 Tage. Man geht davon aus, dass es bei dem neuartigen Coronavirus bzw. bei der Krankheit „COVID-2019" ähnlich ist. Die Symptome können ähnlich denen einer Grippe sein: Erkältungssymptome, trockener Husten, Fieber, unter Umständen auch Atemnot. Bei begründetem Verdacht und schweren Krankheitssymptomen, z.B.: mit hohem Fieber oder einer ausgeprägten Verschlechterung des Allgemeinzustandes sollte eine ärztliche Vorstellung umgehend erfolgen. Die Ärztin oder der Arzt, der bei einem Patienten den Verdacht auf eine Erkrankung mit dem neuartigen Coronavirus stellt, muss dies dem Gesundheitsamt gemäß Coronavirus-Meldepflichtverordnung melden. Auch das Labor, das das neuartige Coronavirus bei einem Menschen nachweist, muss dies dem Gesundheitsamt melden.

9. Die Multiple Sklerose

Parkinson zählt neben Alzheimer zu den häufigsten Erkrankungen. Multiple Sklerose, abgekürzt MS, ist eine chronische Entzündung des Nervensystems.
MS umfasst das Gehirn und das Rückenmark und beginnt meist im frühen Erwachsenenalter. Das Beschwerdebild und den Therapieerfolg ist von Patient zu Patient so unterschiedlich, dass man keine allgemeingültigen Aussagen machen kann.
Aus diesem Grund ist MS auch als „die __1__ mit den 1000 Gesichtern" bekannt.

Der Bundesverband der Deutschen Multiple Sklerose Gesellschaft (www.dmsg.de) weist daraufhin, das Multiple Sklerose weder ansteckend, noch zwangsläufig tödlich sein muss.
Auch ist MS kein Muskelschwund und keine psychische Erkrankung.
Auch die häufig verbreiteten Vorurteile, dass MS in jedem __2__ zu einem Leben im Rollstuhl führt, sind so nicht richtig.
Das Gehirn als Schaltzentrale sendet und empfängt elektrische Impulse über das Nervensystem. Wie bei einem elektrischen Kabel eine Isolierschicht den elektrischen Draht von seiner Umgebung bzw. vor einem Kurzschluss schützt, sind die Nervenfasern von einem schützenden Stoff, dem Myelin, __3__ .

Wenn nun diese Schutzschicht der Nervenfasern entzündet ist, erfolgt in den Nerven keine zuverlässige Übertragung der elektrischen Impulse mehr. MS-Erkrankte können dann zum Beispiel Missempfindungen verspüren, vermehrt stolpern oder Schwierigkeiten beim Sehen bekommen. Das rasche Auftreten von einem oder mehreren (=multiplen) Entzündungsherden mit __4__ körperlichen Störungen und Ausfällen nennt man Schub.

Ein Schub hat nichts mit einem plötzlichen Anfall zu tun – meist entwickelt er sich innerhalb von Stunden oder Tagen und klingt nach einiger Zeit wieder ab.

Die MS-Erkrankung beginnt oft mit motorischen Störungen. Es treten Lähmungen und Sehstörungen mit Verschwommen- oder Nebelsehen als __5__ _ einer Entzündung der Sehnerven auf. Daneben kommen oft Gefühlsstörungen der Haut („Sensibilitäts-Störungen"), Blasenstörungen, Unsicherheit beim Gehen oder beim Greifen, Doppelbilder und „verwaschenes" Sprechen, meist in Form von Kribbeln, (schmerzhaften) Missempfindungen oder einem Taubheitsgefühl vor. Im Verlauf sind die Lähmungserscheinungen häufig mit einem Steifigkeitsgefühl („wie Blei an den __6__ „) verbunden, Spastik genannt.

Spastische Lähmungserscheinungen betreffen vor allem die Beine. Blasenstörungen können sich als häufiger, nicht gut kontrollierbarer Harndrang (imperativer Harndrang), einer Blasenentleerungs-Störung bis hin zur Inkontinenz oder als kombinierte Schädigung zeigen.

Daneben können Beschwerden eine wichtige Rolle spielen, die oft nicht gut fassbar und __7__ sind. Dazu gehören eine abnorme, vorzeitige Erschöpfbarkeit (die sogenannte Fatigue), kognitive Störungen, Einschränkungen bei Aufmerksamkeit, Merkfähigkeit und Konzentration, depressive Verstimmungen und Depressionen, Schmerzen, Schwindel sowie sexuelle Funktionsstörungen.

Unsichtbare und sichtbare Symptome der MS können Erkrankte im Alltag in ihrer Eigenständigkeit und Handlungskompetenz __8__ beeinträchtigen und die Lebensqualität einschränken.

Um die Multiple Sklerose sicher diagnostizieren zu können, ist eine gründliche Anamnese erforderlich. In der Klinik muss eine Reihe weiterer Untersuchungen durchgeführt werden. Folgende Untersuchungsmethoden kommen zum Einsatz:

- neurologische, körperliche Untersuchung
- evozierte Potentiale (Nervenleitfähigkeit und Geschwindigkeit)
- Lumbalpunktion (Nervenwassergewinnung) __9__ (MRT, Kernspinresonanz-Tomographie des Gehirns und des Rückenmarkes)

Trotz der unterschiedlichen Untersuchungen kann es manchmal Wochen, Monate, zuweilen sogar Jahre dauern, bis die Diagnose eindeutig feststeht.

Der Verlauf einer MS kann von Patient zu Patient sehr unterschiedlich sein. Deshalb ist es nicht möglich, eine genaue Voraussage des individuellen Verlaufes zu __10__ . Dennoch muss betont werden, dass die MS nicht zwangsläufig schwer verlaufen muss. Im Gegenteil, gerade zu Beginn der Erkrankung kann es zu einer weitgehenden Abheilung der entzündlichen Herde und damit zur Rückbildung der auftretenden Krankheitszeichen kommen.

Die Ursache der MS ist noch nicht geklärt. Offensichtlich lösen nicht __11__ Faktoren allein die Erkrankung aus.

Es müssen scheinbar viele Faktoren, um eine MS auszulösen. Das genaue Zusammenspiel dieser Faktoren ist bislang nicht hinreichend bekannt.

Das Abwehrsystem des Körpers, das Immunsystem, spielt dabei eine zentrale Rolle. Das Immunsystem schützt vor Krankheitserregern, indem es diese unschädlich macht, wenn sie in den __12__ eindringen.

Bei der MS scheint ein Teilbereich dieses Abwehrmechanismus falsch programmiert zu sein, das heißt, er richtet sich gegen den eigenen gesunden Körper. So kommt es z.B. durch eine Fehlsteuerung innerhalb des Immunsystems zur Bildung von Abwehrelementen (Zellen und Eiweißstoffe/Antikörper, Entzündungsstoffe), die am Myelin, den Nervenzellen und ihren Nervenfasern Schädigungen und Störungen __13__ können.

Im Zusammenhang mit MS wird häufig von einer Autoimmunerkrankung gesprochen. Daher wird dem Immunsystem bei der Entstehung und Ausprägung der MS eine wesentliche Rolle zugeschrieben.

Obwohl die Multiple Sklerose bis heute nicht ursächlich heilbar ist, gibt es diverse Behandlungsmöglichkeiten, die zum Ziel haben, die akute Entzündungs-Reaktion eines Schubes zu __14__ (Schubtherapie), das Fortschreiten der Erkrankung aufzuhalten, die beschwerdefreie/-arme Zeit zu verlängern (verlaufsmodifizierende Therapie) und die MS-Symptome zu lindern und möglichen Komplikationen vorzubeugen (Symptomatische Therapie).

Im Bereich der Symptombehandlung stehen neben medikamentösen auch viele nicht-medikamentöse Therapien zur Verfügung: Physiotherapie, Ergotherapie, Logopädie, Psychotherapie, neuropsychologische Therapie.

(Quelle: dmsg.de))

A	EINZELNE	B	KRANKHEIT
C	MAGNETRESONANZTOMOGRAPHIE	C	BEINEN
D	STARK	E	UMHÜLLT
F	KÖRPER	G	VERURSACHEN
G	FALL	H	SICHTBAR
H	TREFFEN	I	AUSDRUCK
J	ENTSPRECHENDEN	K	HEMMEN

10. Alkohol als Desinfektionsmittel

Als Alkohole (aus dem Arabischen *al-kuhūl* oder *al-ghawl*) bezeichnet der Chemiker bestimmte chemische Verbindungen, die eine oder mehrere funktionelle Hydroxylgruppe(n) (-O-H) besitzen. Es gibt viele verschiedene Alkoholarten, wie z.B. Methanol, Ethanol, Ethylalkohol, Weingeist, Propanol bzw. Isopropanol usw. Die typischen alkoholischen Getränke enthalten Ethanol (EtOH) in Anteilen von 5% (Bier) bis 80% (z.B. Rum). Grundsätzlich gibt es keinen 100%igen Alkohol. Wenn man „reinen Alkohol" in der Apotheke kauft, hat dieser Alkohol (Weingeist) meistens 96 %. Dieser 96%-ige Alkohol ist die Basis für selbstgemachte Liköre, Schnäpse oder andere Spirituosen. Er kann auch für die Herstellung von Kosmetikprodukten verwendet werden. Zur Desinfektion verwendet man Desinfektionsmittel , die Isopropanol enthalten. Isopropanol, auch als 2-Propanol oder Isopropylalkohol (abgekürzt IPA) bekannt, ist eines der am häufigsten eingesetzten Desinfektionsmittel und wird unter anderem in Krankenhäusern, Arztpraxen, in der Elektronik oder Medizintechnik und in vielen weiteren Bereichen angewendet. Isopropanol zur Desinfektion wird nicht in Reinform verwendet, sondern im Idealfall in einer Konzentration von 70%. Isopropanol ist in einer Konzentration zwischen 60% und 90% vermischt mit 10% bis 40% destilliertem Wasser am besten zum Einsatz gegen Bakterien, Pilze und Viren geeignet. Sinkt die Konzentration unter 50%, dann reduziert sich die desinfizierende Wirkung enorm. Aber auch höhere Konzentrationen erzielen keine optimalen antibakteriellen, antiviralen und antimykotischen Effekte.

Nur eine Isopropanol-Lösung mit einer Konzentration von 70% kann die Zellwände von Mikroorganismen ideal durchdringen, sodass die gesamte Zelle effektiv zerstört wird. Wenn man Isopropanol in Reinform kauft, sollte man es also auf 70% verdünnen, bevor man es anwendet. Zum Verdünnen eignet sich destilliertes Wasser am besten. Alternativ kann man jedoch auch Isopropanol in einer fertigen 70%igen Lösung im Handel kaufen. Da Isopropanol im Haushalt niemals in Reinform verwendet wird, ist es immer besser direkt die 70%ige Lösung zu kaufen. Isopropanol ist neben anderen Alkoholen wie Ethanol oder n-Propanol in vielen Handdesinfektionsmitteln enthalten. Im Vergleich zu den anderen Alkoholen ist Isopropanol sehr effektiv gegen Mikroorganismen.

11. Infektionsgefahr durch Krankenhauskeime

Jährlich werden in Deutschland etwa 18 Millionen Patienten stationär in deutschen Klinken behandelt. Dabei kommen die Patienten auch mit gefährlichen krankmachenden Keimen in Kontakt.

Somit kann es schnell zu einer Krankenhausinfektion kommen.

Unter einer Krankenhausinfektion versteht man eine Infektion, die bei Aufnahme in das Krankenhaus weder vorhanden noch in Inkubation war (d.h. der Patient war auch noch nicht angesteckt).

Krankenhausinfektionen sind die mit großem Abstand häufigste Infektionskrankheit in Deutschland. Krankhausinfektionen fordern die meisten Todesopfer - mehr als der Straßenverkehr. Die Zahlen klingen alarmierend: Laut Hochrechnungen auf Basis von Zahlen des European Centre for Disease Prevention and Control (ECDC) erleiden pro

Jahr deutschlandweit etwa 500.000 Menschen eine Infektion im Krankenhaus, über 5.000 Menschen sterben sogar an den Folgen.

Die Deutsche Gesellschaft für Krankenhaushygiene (DGKH) geht sogar von ca. 900.000 Infektionen und 30 000 bis 40 000 Todesfällen aus.

Am häufigsten treten bei den infizierten Patienten Atemwegs- und Harnwegsinfekte, Wundinfektionen oder eine „Blutvergiftung" (Sepsis) auf.

Besonders gefährlich sind multiresistente Keime, wie zum Beispiel die Methicillin-resistenten Staphylococcus aureus Bakterien. Sie rufen ebenso wie die „normalen" Staphylococcus aureus (Eitererregende Bakterien, die regelmäßig auf der Haut oder in der Nase gesunder Menschen gefunden werden) vor allem Lungenentzündungen, Sepsis und Wundinfektionen hervor, die man in der Regel aber noch gut therapieren kann).

Ca. 10 % der Krankenhausinfektionen werden inzwischen durch multiresistente Erreger hervorgerufen, also Erreger, bei denen viele Antibiotika-Klassen nicht mehr wirksam sind.

Ein Problem tritt immer dann auf, wenn die pathogenen Keime in eigentlich sterile Körperbereiche gelangen, wo sie nicht hingehören, zum Beispiel in die Blutbahn, die Lunge, die Harnblase oder Wunden.

Typische Eintrittspforten wie Gefäß- oder Harnwegskatheter begünstigen daher Infektionen. Bei geschwächten Patienten, die sich von einer schweren Operation erholen oder bereits eine chronische Vorerkrankung mitbringen, steigt die Gefahr einer ernsthaften Erkrankung zusätzlich.

Die häufigsten Krankenhausinfektionen sind: Harnwegsinfektionen Wundinfektionen Atemwegsinfektionen und eine Sepsis.

Harnwegsinfektionen können folgende Symptome nach sich ziehen: Müdigkeit, Kopfschmerz, Rückenschmerzen, Fieberschübe, Beschwerden beim Wasserlassen, Lendenschmerzen und Blutungen.

Wundinfektionen sind eitrige Wundheilungsstörungen und werden durch bakterielle Kontaminationen hervorgerufen. Grundsätzlich ist jede Wunde infektionsgefährdet. Keime werden entweder durch direkten Kontakt oder durch Tröpfchen, seltener aber auch durch Schmutzpartikel in die Wunde eingebracht, vermehren sich und verursachen die Infektion. Diese Erreger können ihren Weg über die Lymphbahnen fortsetzen. Hochvirulente Keime können die regionären Lymphknotengruppen überwinden und zu einer Allgemeininfektion (Sepsis) führen. Atemwegsinfektionen können als Infekte, Pharyngitis oder Pneumonie auftreten. Die Patienten klagen über Schmerzen im Bereich des Brustkorbs, Husten, Auswurf und Fieber.

Die Sepsis ist die gefährlichste Krankenhausinfektion. An ihr sterben heute noch 40 % aller Betroffenen. Schweres Krankheitsgefühl, wiederkehrende Fieberschübe bis 41 Celsius, Schüttelfrost und Blutdruckabfall zeichnen den Patienten.

Staphylokokken siedeln auf der Haut und im Nasen-Rachen-Raum des Menschen und sind dort als Standortflora unverzichtbar.

Streptokokken und der Pilz Candida albicans finden sich im Rachenraum des Menschen.

Escherichia Coli, Klebsiella spp., Enterobacter, Proteus, Pseudomonas aeruginosa und Enterokokken finden sich im menschlichen Darmtrakt als Standortflora.

Man unterscheidet die endogenen Infektionen von den exogenen Infektionen. Man spricht von einer endogenen Infektion, wenn körpereigene Keime eines Patienten die Verursacher sind", wird aber ein Patient durch Erreger von außen, etwa über die Hände einer Pflegekraft, infiziert, handelt es sich um eine exogene Infektion.

Einen hundertprozentigen Schutz vor Infektionen im Krankenhaus gibt es nicht. Allerdings könnten) durch entsprechende Hygienemaßnahmen bis zu einem Drittel aller Krankheitsfälle vermieden werden.

Daher setzen Kliniken deutschlandweit auf vermehrte Schulungen des Personals. Besonders wichtig sind in diesem zusammenhang die Händedesinfektionsmaßnahmen, da über die Hände immer noch die meisten Erreger übertragen werden.

Neben dem Personal sollen auch Patienten und Besucher verstärkt auf den Nutzen einer gründlichen Händedesinfektion aufmerksam gemacht werden, etwa durch Spender direkt im Eingangsbereich, versehen mit einer klaren Anweisung.

12. Welche Schmerzmittel gibt es?

Wenn man Schmerzen hat, greift man oft nach Schmerzmitteln. Schmerzmittel heißen auch Analgetika. (Einzahl: Analgetikum). Man unterscheidet zwischen den rezeptfreien und den rezeptpflichtigen Analgetika. Schmerzmittel kann man in jeder Apotheke kaufen. Wenn man häufiger unter Schmerzen leidet, sollte man sich von einem Arzt untersuchen und behandeln lassen. Menschen, die an chronischen Schmerzen leiden, gehen zu Schmerztherapeuten in die Sprechstunde.

Die Schmerztherapeuten sind Ärzte verschiedener Fachrichtungen, welche sich auf die Behandlung von Schmerzen spezialisiert haben. In der Regel haben diese eine zusätzliche Weiterbildung zur sog. "Speziellen Schmerztherapie" absolviert.

Schmerzmittel sollte man ohne ärztliche Verordnung nicht über längere Zeit nehmen. Sie werden für die Behandlung akuter und chronischer Schmerzen eingesetzt. Bei den gängigen Schmerzmitteln unterscheidet man zwischen "opioiden" und "nicht-opioiden" Analgetika. Beide Arten von Schmerzmitteln unterscheiden sich grundsätzlich in ihrem Wirkansatz.

Einige Vertreter sind zusätzlich fiebersenkend und entzündungshemmend. Zu den wichtigsten Wirkstoffen gehören Paracetamol, die nicht-steroidalen Entzündungshemmer (NSAR), die Opioide und Metamizol.

Da alle Medikamente auch eine Nebenwirkung haben, sollte man auch die Schmerzmittel nicht unüberlegt nehmen.

Die Weltgesundheitsorganisation WHO teilt die klassischen Schmerzmittel, die es in form von Tabletten und Pflastern gibt, in folgende drei Stufen ein:

Stufe 1:
Nicht-opioide Schmerzmittel, wie z.B. Metamizol, Patacetamol, ASS, Ibuprofen und Diclofenac
Stufe 2:
Schwach wirksame Opioide, wie z.B. Tramadol und Tilidin
Eine Kombination von Medikamenten der Stufen 1 und 2 ist möglich.
Stufe 3:
Stark wirksame Opioide, wie z.B. Morphin, Hyfromorphin, Oxycodon und Fentanyl.

Wichtig: Schwach wirksame (Stufe 2) und stark wirksame Opioide (Stufe 3) dürfen niemals kombiniert werden.

Die Verabreichung (Applikation) der Schmerzmittel kann sehr unterschiedlich sein. Es gibt beispielsweise folgende Darreichungsformen: Tabletten, Brausetabletten, Pulver, Granulate, Suppositorien, Sirupe, transdermale Pflaster und

Injektionspräparate. Die Dosierung der Schmerzmittel und ihre Anwendung sind von den einzelnen Produkten abhängig. Die Therapiedauer soll aufgrund der unerwünschten Wirkungen nach Möglichkeit kurz gehalten werden.

13.   Die Hautdesinfektion

Vor jeder Injektion, Punktion, ___1___ , sowie vor ___2___ Eingriffen wird die entsprechende Hautpartie ___3___ .
Für die Reihenfolge der Arbeitsgänge gilt:
Zuerst ___4___ , danach desinfizieren!

Als Reinigungsmittel sind Äther oder ___5___ geeignet.
Achtung: ___6___ und Wundbenzin desinfizieren nicht!

Nach der Reinigung erfolgt die Hautdesinfektion entweder mit einem Hautdesinfektionsspray oder mit einem ___7___ .
Grundsätzlich können alle ___8___ verwendet werden, die auch bei der chirurgischen ___9___ Anwendung finden.

A   MITTEL   B   ÄTHER
C   CHIRURGISCHEN   D   HÄNDEDESINFEKTION
E   WUNDBENZIN   F   BLUTABNAHME
G   HAUTANTISEPTIKUM   H   DESINFIZIERT
I   REINIGEN

14. Die hebammengeleitete Geburtshilfe

Die Geschichte der Geburtshilfe reicht weit in die frühe Menschheitsgeschichte zurück. Dem Ursprung nach ist Geburtshilfe eine solidarische Hilfe, die sich Frauen gegenseitig leisten.
Bereits im Alten Testament wird unterschieden zwischen Hebammen, die für die eigentlichen Geburten verantwortlich waren und Ärzten, die die Komplikationen nach der Geburt behandelten. Mitte des 20-igsten Jahrhunderts gab es wohl den größten Wandel in der Geschichte der Geburtshilfe. Die Ursache dafür war die Verlagerung des Geburtsgeschehens in die Klinik und die Etablierung einer technisierten Geburtsmedizin.
Dadurch hat sich innerhalb von nur wenigen Jahrzehnten die Hebammtätigkeit gravierend verändert.

Während der vergangenen Dekaden wurde ein engmaschiges Risikokonzept entwickelt, das Schwangerschaft und Geburt auf ein organmedizinisch riskantes Lebensereignis reduziert. Die Folge dieser medizinischen Sichtweise ist, dass Schwangerschaft und Geburt zu einem riskanten Ereignis erklärt wurden, das korrigierend und intervenierend durch die Medizin begleitet werden müsse. Hebammen widersetzen sich diesem Risikodenken und betrachten eine Geburt primär als ein normales und physiologisches Ereignis. Schwangere und gebärende Frauen sind extrem verletzlich. Was die Frauen bei einer Geburt am allermeisten brauchen, ist deshalb die Ermutigung und die liebevolle Bestätigung ihrer Fähigkeit normal gebären zu können und eine intensive partnerschaftliche Begleitung.

Die Hebammen des DHV ermutigen schwangere Frauen dazu, Vertrauen in den Geburtsprozess zu haben und mit dem Schmerz während der Geburt umgehen zu können. Bewusst erlebter und durchlebter Geburtsschmerz kann als Quelle elementarer Energie verstanden werden. Das Wissen, kritische Lebenssituationen gestalten und aushalten zu können, ist ein Erfahrungsmoment, das lebenslang große innere Kraft verleihen kann.

Damit sich Frauen nach der Geburt mit einem Gefühl des inneren Wachstums und einem Wissen um die eigene innere Stärke erleben können, bedarf es der Begleitung durch Hebammen.

Die heutigen Hebammen verstehen sich als Fürsprecherinnen der schwangeren und gebärenden Frauen und wollen deshalb autonomer in die Betreuung normaler Geburten eingebunden werden.

Eine achtsame Begleitung durch Hebammen, vom Beginn der Schwangerschaft bis zum Ende der Stillzeit, ist ein gesellschaftlich relevanter Beitrag zur Frauen- und Familiengesundheit: Denn durch eine kompetente Hebammenbegleitung wird das zukünftige, gesundheitliche Wohlergehen von Mutter und Kind gestärkt.

(Quelle: Deutscher Hebammenverband e.V.)

15. Morbus Parkinson

Parkinson zählt neben Alzheimer zu den häufigsten Erkrankungen des Nervensystems, von der überwiegend Menschen zwischen 55 und 80 Jahren betroffen sind. Morbus Parkinson ist eine chronische Erkrankung des Nervensystems, bei der Gehirnnervenzellen im Mittelhirn nach und nach absterben. Als typische Symptome von Parkinson gelten Muskelzittern (Tremor), Bewegungsarmut (Akinese) und Muskelstarre (Rigor), sowie Geh- und Haltungsstörungen.
 Im Gegensatz zu vielen anderen Krankheiten, die im Alter auftreten, sind von Morbus Parkinson mehr Männer als Frauen betroffen.
Man kennt in der Medizin drei verschiedene Parkinson Formen.
Das Idiopathische Parkinson-Syndrom (IPS) oder auch „Primäres Parkinson-Syndrom" genannt ist mit rund 75% bis 80% die häufigste Form aller Parkinson-Erkrankungen. Bei diesem „Primären Parkinson-Syndrom" weiß man nicht, warum die Nervenzellen in einem Kernkomplex im Bereich des Mittelhirns (Mesencephalon), der durch einen hohen intrazellulären Gehalt an Eisen und Melanin dunkel (lat. sibstantia nigra) schwarz gefärbt ist, im Mittelhirn mit solcher Heftigkeit absterben, dass es zu einem Dopamin-Mangel kommt. Von einem idiopathischen

Parkinson-Syndrom sprechen Mediziner immer dann, wenn feststeht, dass es keine anderen Auslöser für die Symptome gibt.

Die Ursache für das „Symptomatisches Parkinson-Syndrom" bzw. das „Sekundäre Parkinson-Syndrom" liegt in Umwelteinflüssen (z. B. Giftstoffe), Erkrankungen (wie Durchblutungsstörungen oder Tumore im Gehirn) oder Medikamenten (z. B. Neuroleptika) begründet.

Dann gibt es noch das „Atypische Parkinson-Syndrom" oder auch Parkinson-Plus-Syndrom genannt. Es gibt hier atypische Parkinson-Syndrome, bei denen gleich mehrere Systeme im Gehirn betroffen sind. Neben den klassischen Parkinson-Symptomen leiden Betroffene bei dieser Form von Parkinson unter zusätzlichen Beschwerden. Daher spricht man hier manchmal auch vom „Parkinson Plus-Syndrom".

Um die Symptome des Parkinson-Syndroms zu behandeln, gibt es unterschiedliche Therapiemöglichkeiten: von der medikamentösen Therapie über physikalische Verfahren wie Physio- oder Ergotherapie.

Neben medikamentösen, physikalischen und alternativen Therapien können auch schon einfache Hilfsmittel im eigenen Haushalt Betroffenen das Leben mit der Krankheit Parkinson erleichtern. Damit können sich Betroffene ihre Selbstständigkeit erhalten und Bewegungsabläufe trainieren.

Bei den typischen Gangstörungen durch Parkinson können Mobilitäts- und Gehhilfen im Alltag unterstützen und die Bewegungsroutine trainieren.

Spezielles Essbesteck aus dickem Edelstahl liegt besonders gut in der Hand und kann Parkinson-Patienten dabei unterstützen, trotz starkem Muskelzittern in der Hand weiterhin selbstständig zu essen. Es gibt auch spezielle Gabeln und Löffel für Parkinson-Patienten (sog. Stabilisationsbesteck), die das Zittern kompensieren, so dass Betroffene Mahlzeiten problemloser und selbstständig einnehmen können. Spezielle Teller und Schneidebrettchen für Parkinson-Patienten sind zusätzlich mit einem Kunststoffrand ausgestattet, damit sie einhändig essen können und Mahlzeiten nicht über den Rand schwappen.

Gerade feinmotorische Handgriffe wie das Anziehen von Strümpfen, Schuhen oder das Zuknöpfen von Kleidungsstücken stellt Parkinson-Patienten vor Herausforderungen. Spezielle Hilfsmittel erleichtern die alltäglichen Handgriffe beim Anziehen wesentlich und erhalten dem Betroffenen mehr Selbstständigkeit und Privatsphäre.

(Quelle: pflege.de)

16. Die Demenz

Die häufigste Erkrankung bei hochbetagten Menschen ist die Demenz.

Das Wort „Demenz" (lat. „dementia") bedeutet sinngemäß „ohne Geist".

In Deutschland leiden etwa 1,8 Millionen Menschen an einer Demenz. Grundsätzlich wächst mit steigendem Alter das Risiko, an einer Demenz zu erkranken. Dennoch trifft es statistisch gesehen vor allem ältere Frauen. Bei den über 90-Jährigen Frauen sind bereits 40,95 % an Demenz erkrankt. Zwei Drittel der Menschen mit Demenz sind über 80 Jahre alt, 65 Prozent von ihnen sind Frauen.

Im Rahmen der Demenz kommt es zu einem Abbau des Gedächtnisses, der mit Störungen in verschiedenen Bereichen (z. B. Denkfähigkeit, Orientierung, Sprache,

Verhalten) einhergeht. Leider gibt es noch immer kein Heilmittel für die Erkrankung Demenz und nicht alle Demenz-Ursachen sind bekannt.

Bei der Demenz unterscheidet man zwischen primären und sekundären Formen der Demenz. Letztere sind Folgeerscheinungen anderer, meist außerhalb des Gehirns angesiedelter Grunderkrankungen wie etwa Stoffwechselerkrankungen, Vitaminmangelzustände und chronische Vergiftungserscheinungen durch Alkohol oder Medikamente. Diese Grunderkrankungen sind behandelbar und zum Teil sogar heilbar. Somit ist häufig eine Rückbildung der Symptome der Demenz möglich. Zur Abgrenzung und rechtzeitigen Behandlung dieser Demenzerkrankungen ist eine frühzeitige Diagnose besonders wichtig. Sekundäre Demenzen machen allerdings nur etwa zehn Prozent aller Krankheitsfälle aus. Bis zu 90 Prozent entfallen auf die primären und in der Regel unumkehrbar ("irreversibel") verlaufenden Demenzen. Man schätzt, dass die Alzheimer-Krankheit mit einem Anteil von circa 60 bis 65 Prozent die häufigste irreversible Demenzform ist. Mit etwa 20 bis 30 Prozent folgen die gefäßbedingten ("vaskulären") Demenzen. Bei etwa 15 Prozent liegt eine Kombination beider Erkrankungen vor. Andere Demenzformen finden sich nur bei 5 bis 15 Prozent der Erkrankten.

Es gibt verschiedene Symptome und Anzeichen, die für eine Demenz sprechen können, wie zum Beispiel:

Die Betroffenen vergessen immer wieder, wo sie ihre Brille, ihr Portemonnaie oder ihre Schlüssel hingelegt haben – und finden sie dann an ungewöhnlichen Orten (z. B. im Kühlschrank).

Sie finden sich in gewohnten Gegenden nicht mehr zurecht, obwohl sie sich dort immer auskannten (z. B. der Weg zum Supermarkt).

Die Betroffenen haben Schwierigkeiten, einen Zeitungsartikel oder ein Buch zu lesen, weil sie nicht mehr wissen, was am Anfang des Artikels oder der Buchseite geschrieben stand.

Die Betroffenen haben Sprachstörungen und es fallen ihnen die Worte für Gegenstände des Alltages nicht mehr ein.

Den Betroffenen fällt es zunehmend schwerer, Gesprächen zu folgen. Sie vergessen immer häufiger, was ihr Gesprächspartner gerade gesagt hat.

Sie haben ein nachlassendes Interesse an Arbeit, Hobbys und Kontakten und haben immer weniger Lust, etwas zu unternehmen. Alles wird ihnen zu viel und sie möchten am liebsten gar nichts mehr unternehmen.

Die Betroffenen haben einen fehlenden Überblick über ihre finanziellen Angelegenheiten.

Die Betroffenen haben ungekannte Stimmungsschwankungen, andauernde Ängstlichkeit, Reizbarkeit und Misstrauen.

Sie können Gefahren nicht mehr richtig einschätzen.

Die Betroffenen streiten hartnäckig Fehler, Irrtümer oder Verwechslungen ab.

Leider gibt es für die Mehrzahl der Demenzerkrankungen beziehungsweise für Menschen mit einem „demenzielles Syndrom" derzeit noch keine Therapie, die zur Heilung führt. Deshalb liegt das Hauptziel der Behandlung darin, die Lebensqualität der Kranken und ihrer Angehörigen zu verbessern.

Die medizinische Behandlung von Alzheimer-Patienten setzt unter anderem beim Botenstoff Acetylcholin im Gehirn der Kranken an. So werden Arzneimittel eingesetzt, die das Enzym hemmen, das für den natürlichen Abbau von Acetylcholin sorgt. Bei einem Teil der Betroffenen führen derartige Medikamente zu einer Verbesserung des Gedächtnisses und der Konzentrationsfähigkeit.

Darüber hinaus gibt es eine Reihe von Medikamenten, welche die Begleitsymptome einer Demenzerkrankung wie Unruhe, Sinnestäuschungen, Angst oder Schlafstörungen lindern können. Die medikamentöse Behandlung sollte stets durch Ärzte erfolgen, die mit Nervenerkrankungen im Alter vertraut sind.

Musik- und Kunsttherapie, Bewegungsübungen oder Sinnes- und Wahrnehmungsübungen wie beispielsweise "Kim-Spiele", bei denen die Mitspielenden mit verbundenen Augen durch Tasten oder Riechen Gegenstände erraten müssen, können verbliebene Fähigkeiten der dementen Menschen trainieren und ihr Selbstwertgefühl stärken.

Auch eine auf die spezielle Situation des oder der Betroffenen zugeschnittene ergotherapeutische Behandlung kann bei Patientinnen beziehungsweise Patienten mit leichter bis mittelschwerer Demenz zum Erhalt von Alltagsfunktionen beitragen.

Nicht zuletzt können insbesondere Menschen im frühen und mittleren Stadium einer Demenz von einem Reha-Angebot profitieren, das gezielt auf ihre Symptome eingeht. Dies gilt unabhängig davon, ob eine Reha-Maßnahme wegen der Demenz selbst oder wegen einer anderen Erkrankung notwendig wird.

Aufgrund ihrer Krankheit sind die Betroffenen immer weniger in der Lage, sich ihrer Umgebung anzupassen und ihren Alltag bewusst zu gestalten. Deshalb hängt ihr Wohlbefinden in großem Maße davon ab, wie sich die Umwelt auf ihre Beeinträchtigung einstellt. Die Anpassung der äußeren Umstände an die Erlebenswelt der erkrankten Menschen wird dabei als "Milieutherapie" bezeichnet.

(Quelle: https://www.bundesgesundheitsministerium.de)

17. Aufbau und Aufgaben des Blutes

Die gesamte Blutmenge eines Menschen beträgt etwa 8 % des Körpergewichts, das heißt eine 62 kg schwere Frau hat ca. 5 Liter Blut.

Das Blut besteht aus einem flüssigen und einem zellulären Anteil. Blutplasma ist der flüssige Anteil. Es setzt sich überwiegend aus Wasser und aus den darin gelösten Stoffen (z. B. Salze und Eiweiße) zusammen.

Blutzellen stellen den festen Anteil des Blutes dar; es gibt sehr unterschiedliche Blutzellen. Das Blut hat vielfältige Aufgaben:

Es transportiert die Atemgase Sauerstoff und Kohlendioxid.

Es wehrt Mikroorganismen und Fremdstoffe ab, dient also der Unterscheidung von „körpereigenen" und „körperfremden" Stoffen.

Es verhindert durch seine Gerinnungsfähigkeit   Blutverluste, die bei Verletzungen drohen.

Es transportiert Nährstoffe zu den Körperzellen und Abbauprodukte zu den Nieren.

Es dient als Lösungsmittel für die Blutsalze, die wichtig für den Wasser- und Elektrolythaushalt sind.

A. Die Zellen des Blutes

Das Blut besteht aus einem flüssigen Anteil, dem Plasma und drei großen Zellgruppen:

die rote Blutkörperchen, Erythrozyten,

die weißen Blutkörperchen, Leukozyten und

die Blutplättchen, Thrombozyten.

Erythrozyten (rote Blutzellen) sind scheibenförmige Zellen ohne Zellkern mit einem Durchmesser von etwa 7 µm. Sie entstehen wie alle anderen Blutzellen aus den Stammzellen, aus denen sich alle Blutzellen entwickeln) im Knochenmark.
Wichtigster Bestandteil der Erythrozyten ist der rote Blutfarbstoff, das eisenhaltige Protein Hämoglobin (Hb). Es ist in der Lage Sauerstoff
zu binden, sodass die Erythrozyten Sauerstoff von der Lunge zu den Körperzellen transportieren können. Dieses sauerstoffreiche Blut
ist hellrot

In den Kapillaren geben die Erythrozyten den Sauerstoff an die Zellen ab und das Plasma nimmt dafür Kohlendioxid auf:
Das Kohlendioxid wird zurück zur Lunge transportiert. Dieses kohlendioxidreiche Blut ist dunkelrot.
In der Lunge findet der Gasaustausch statt: Kohlendioxid wird abgegeben und neuer Sauerstoff aufgenommen. Die Erythrozyten tragen die Blutgruppenmerkmale auf ihrer Zellmembran.
Nach einer Lebensdauer von ca. 120 Tagen werden die gealterten Erythrozyten hauptsächlich in Milz und Leber abgebaut.
Die weißen Blutkörperchen, die Leukozyten, kann man wiederum in verschiedene Untergruppen einteilen. Diese drei Leukozytenarten heißen Granulozyten, Monozyten und Lymphozyten.
Alle drei Arten der Leukozyten dienen der körpereigenen Abwehr.
Sie können die verschiedensten Krankheitserreger in sich aufnehmen
und dadurch unschädlich machen. Diese Fähigkeit wird als Phagozytose bezeichnet und die Granulozyten nennt man deswegen Mikrophagen (kleine Fresszellen).

Die Monozyten sind seltener und sehr viel größer als die Granulozyten. Sie haben die gleiche Aufgabe, deshalb nennt man sie Makrophagen, oder auch große Fresszellen.
Da Granulozyten und Monozyten die verschiedensten Erreger bekämpfen, dienen sie zusammen der unspezifischen zellulären Abwehr.
Die dritte große Leukozytengruppe sind die Lymphozyten. Nach ihren Reifungsorten werden zwei Arten unterschieden:
B-Lymphozyten und T-Lymphozyten.
B-Lymphozyten reifen im Knochenmark heran. Sie entwickeln sich nach Kontakt mit einem körperfremden Stoff (Antigen) zu Plasmazellen oder Gedächtniszellen.
Die Plasmazellen produzieren Antikörper, die im Blut zirkulieren. Diese Antikörper können sich nur an ganz bestimmte Antigene (z. B. nur an Röteln-Viren oder nur an Tetanus-Toxine) binden und sie so unschädlich machen.

Man spricht deshalb von der spezifischen humoralen Abwehr. T-Lymphozyten wandern aus dem Knochenmark in den Thymus ein und reifen dort weiter zu Untergruppen.

Die T-Lymphozyten werden bei Kontakt mit Antigenen selbst als Abwehrzellen aktiv. Sie benötigen mit 48 Stunden mehr Zeit als die sofort reagierenden Antikörper. Zytotoxische T - Zellen (T-Killer-Zellen) können virusinfizierte Zellen und Krebszellen abtöten oder transplantierte Organe abstoßen. Man nennt sie die spezifische zelluläre Abwehr.

Natürliche Killerzellen nehmen eine Sonderstellung unter den Lymphozyten ein: sie machen keine Reifung wie die B- und T-Lymphozyten durch, haben aber „Killer"-Eigenschaften.

Thrombozyten (Blutplättchen) sind kernlos, flach und unregelmäßig geformt. Sie werden von ihren Stammzellen im Knochenmark als
kleine Zellbruchstücke von 1 bis 4 μm Größe abgeschnürt. Nach ca. 10 Tagen werden sie vor allem in Leber und Milz abgebaut. Sie spielen
eine wichtige Rolle bei der Blutstillung.

B. Das Blutplasma

Das Blutplasma besteht zu 90 % aus Wasser, den übrigen Anteil bilden die darin gelösten Stoffe:

Elektrolyte (Salze),

Proteine (Eiweiße),

Gerinnungsfaktoren,

Nährstoffe,

Abbauprodukte.

Elektrolyte sind Salze und liegen als positive und negative Ionen vor
(zum Beispiel: Natrium, Kalium, Chlorid, Calcium).

Diese Elektrolyte haben Einfluss auf den Wasserhaushalt des Körpers.

Wichtige Vorgänge sind von einer ganz bestimmten Ionenkonzentration abhängig, z. B. das Herz-Reizleitungssystem von der Kaliumkonzentration. In 100 ml Blutplasma sind ca. 6 bis 8 g Proteine enthalten, deren Aufgaben die Wasserbindung und der Transport von Stoffen sind. Bluteiweiße (Albumin und Globuline) können mithilfe der Serum-Elektrophorese gemessen werden. Albumine halten das Flüssigkeitsvolumen im Blut und in den Zellen konstant. Im Bereich der Kapillaren presst der Blutdruck Wasser durch die durchlässige Kapillarwand in den Zwischenzellraum.

Durch das Wasserbindungsvermögen der Albumine wird das Wasser wieder in die Kapillaren zurückgesaugt.

Enthält das Blut zu wenig Albumin (z. B. bei Leberzirrhose), kommt es zu Ödemen (Wasseransammlungen im Gewebe).

Die Gerinnungsfaktoren im Blutplasma sorgen zusammen mit den Thrombozyten für den Verschluss von verletzten Gefäßen.

Es gibt 13 unterschiedliche Gerinnungsfaktoren. Das Blutplasma enthält aber auch wichtige Nährstoffe.

In 100 ml Blutplasma sind ca. 80 mg Glucose (Traubenzucker) gelöst. Außerdem finden sich Fette für den Stoffwechsel der Zellen.

Das Blut transportiert eine Reihe von Stoffen nach ihrer Entgiftung in der Leber zu den Nieren (z. B. Harnstoff, Harnsäure, Kreatinin), wo sie dann ausgeschieden werden.

Die Blutgerinnung beginnt mit der Gefäßreaktion. Die Muskelzellen der Gefäßwand ziehen sich blitzschnell zusammen; im verengten Gefäß strömt das Blut langsamer. Im nächsten Schritt wird durch den Einsatz der Thrombozyten das Blut gestillt.

18. Die Blutgruppen und das HLA-System

Auf der Oberfläche fast aller Zellen befinden sich charakteristische Proteine, die der Unterscheidung von „körpereigenen" und „körperfremden" Stoffen durch das Immunsystem dienen.

Auf der Oberfläche der Erythrozyten sitzen die Proteine des AB „Null" - und des Rhesussystems und auf der Oberfläche der Leukozyten und anderen Zellen findet man die Proteine des „HLA-Systems".

„HLA" ist die Abkürzung für das Humane Leukozytenantigen-System.

Es handelt sich dabei um eine Gruppe menschlicher Gene, auch HL-Antigene, Histokompatibilitätsantigene und Transplantationsantigene genannt, die für die Funktion des Immunsystems zentral sind.

Bei „HLA" handelt es sich um Strukturen auf der Oberfläche der Körperzellen, durch die unser Immunsystem zwischen eigenem und fremdem Gewebe unterscheiden kann.

a) das AB 0-System

Zwei verschiedene Proteine auf der Erythrozytenmembran (Oberflächenantigene) wurden willkürlich mit den Buchstaben

A und B bezeichnet. Fehlen diese Oberflächenantigene,

so spricht man von der Blutgruppe 0 (Null).

Im Blutserum der Blutgruppenträger findet man Antikörper, die der Abwehr einer fremden Blutgruppe dienen.

Beispielsweise findet man bei Blutgruppe A nur Antikörper gegen Gruppe B. Antikörper gegen Gruppe A würden mit den eigenen

Blutzellen reagieren und zur Verklumpung (Agglutination) führen.

b) der Rhesusfaktor

Rhesus-positiv bedeutet, dass die menschlichen Erythrozyten das Rhesusantigen auf ihrer Oberfläche tragen.

Rhesus-negativ heißt, dass sie dieses Oberflächenantigen nicht besitzen.

Ungefähr 85 % aller Europäer sind Rhesus-positiv.

c) die Rhesusunverträglichkeit

Bei Schwangerschaften kann eine Rh(esus)unverträglichkeit auftreten.

Beispiel:

Ein Rh-positiver Vater zeugt mit einer Rh-negativen Mutter ein Rh-positives Kind. Wenn während der Geburt etwas Blut vom Kind in den Kreislauf der Mutter übertritt, kann die Mutter Antikörper gegen Rh-positive Erythrozyten bilden. Bei einer zweiten Schwangerschaft mit einem Rh-positiven Kind können diese mütterlichen Antikörper durch die Plazenta (Mutterkuchen) treten und dadurch das ungeborene Kind schwer schädigen.

Durch Gabe von Rhesus-Antikörpern bei jeder Schwangerschaft (Rhesus-Prophylaxe) kann diese Schädigung verhindert werden.

Bluttransfusion.

Vor der Übertragung von Blut von einem Blutspender auf einen Empfänger müssen die Blutgruppen bestimmt werden.

Würde man Erythrozyten der Gruppe B auf einen Empfänger der Gruppe A übertragen, kann es zu einer lebensgefährlichen Verklumpung (Agglutination kommen):

Die Spender-Erythrozyten der Gruppe B würden sich mit den B-Antikörpern des Empfängers verbinden.

Deshalb überträgt man bei einer Bluttransfusion prinzipiell nur gruppengleiches Blut.

Um eine bestmögliche Verträglichkeit zu garantieren, wird vorher die Kreuzprobe durchgeführt.

Dabei werden Proben von Erythrozyten und Blutseren sowohl vom Empfänger als auch vom Spender vermischt und es darf nicht zur Agglutination kommen.

Das HLA-System (Gewebeverträglichkeitsantigen) ermöglicht, dass das Immunsystem die körpereigenen Zellen erkennen kann. Dazu befinden sich auf der Oberfläche der Leukozyten und auf allen anderen Zellen des Körpers entsprechende Proteine.

Vor jeder Transplantation von Organen wird die Gewebeverträglichkeit durch eine HLA-Typisierung bestimmt.

Je ähnlicher die Proteine des HLA-Systems bei Spenderorganen sind, desto geringer ist das Risiko einer Abstoßung durch das Immunsystem des Empfängers.

19. Die Lungenentzündung

Die Lunge ist ein unglaublich leistungsstarkes Atmungsorgan.

Pro Tag atmen wir etwa 12 000 Liter Luft ein. Das entspricht der Menge von 75 gefüllten Badewannen. Gleichzeitig ist die Lunge aber auch sehr sensibel. Eine Infektion mit Erregern wie Bakterien, Viren oder Pilzen können eine Lungenentzündung, auch Pneumonie genannt, auslösen. Häufigster Auslöser sind Bakterien der Art Streptococcus pneumoniae, auch Pneumokokken genannt. Diese pathogenen Keime können auch andere sehr ernsthafte Erkrankungen hervorrufen, von Mittelohrentzündung bis hin zu Meningitis (Hirnhautentzündung) oder einer Sepsis (Blutvergiftung).

Weitere Erreger einer Lungenentzündung können aber auch Haemophilus influenzae, Gram negative Enterobacteriacae, Staphylococcus aureus, Influenza-Viren, Mykoplasmen, RS-Viren, Legionellen und das Coronavieus SARS-CoV-2 sein. Durch eine Lungenentzündung, hervorgerufen durch äußere Einflüsse werden die ie Lungenbläschen (Alveolen) oder auch das Gewebe zwischen den Lungenbläschen und den Blutgefäßen geschädigt.

Die typischen Pneumonien werden durch die Pneumokokken hervorgerufen. Auslöser der atypischen Pneumonie können beispielsweise Viren oder intrazelluläre Bakterien (Mykoplasmen, Chlamydien, Legionellen) sein. Symptome, wie sie bei der typischen Pneumonie auftreten, fehlen, weshalb die atypische Pneumonie häufig übersehen und daher nicht richtig auskuriert wird.

Typisch für eine Lungenentzündung ist ein jäher Krankheitsbeginn. Der Patient oder die Patientin zeigen Anzeichen von einem allgemeinen Krankheitsgefühl und Schwäche. Es folgen weitere Symptome einer Pneumonie, wie beispielsweise

Fieber, Husten mit Auswurf (produktiver Husten) oder trockener Husten, Schüttelfrost und Atemnot.

Bei einer Lungenentzündung ist der Gasaustausch in der Lunge gestört. Dies führt zu einem Sauerstoffmangel (Hypoxämie) und einem Anstieg von Kohlendioxid (Hyperkapnie). Um dies auszugleichen, wird bei einer schweren Lungenentzündung die Atmung oft sehr schnell und flach (Tachypnoe).

Durch die Atemanstrengung blähen sich die Nasenflügel bei jedem Atemzug - ein deutlicher Hinweis auf Atemnot und damit auf eine Lungenentzündung. Lässt sich der Sauerstoffmangel dadurch nicht ausgleichen, verfärben sich Lippen und Fingerspitzen bläulich. Mediziner sprechen von einer Zyanose.

Wird beim Husten ein grünlich-gelblicher Schleim abgehustet,
muss sofort ein Arzt zu Rate gezogen werden.

Jeder Hustenstoß kann dem Betroffenen Schmerzen in der Brust bereiten, die oftmals bis in den Unterbauch ausstrahlen.

Wenn die Patienten weitere Lungenerkrankungen haben, beispielsweise Asthma oder eine Bronchitis, so verschlechtern sich diese in der Regel durch die Lungenentzündung.

Sind Viren oder Parasiten für eine Lungenentzündung verantwortlich, können sich andere Beschwerden zeigen als bei der häufigen bakteriellen Pneumonie. Symptome sind hier oftmals zunächst Fieber und Schüttelfrost. Erst nach einigen Tagen tritt ein trockener Husten auf.

Anzeichen von einer Lungenentzündung mit viraler oder parasitärer Ursache sind oftmals zunächst Fieber und Schüttelfrost. Zusätzlich kommt oft noch ein erschwertes Abhusten von Schleim und einem Reizhusten dazu, der sich über längere Zeit hinzieht.

Bei älteren Menschen verläuft eine Lungenentzündung oft sehr viel schwerwiegender als bei jüngeren - sie kann hier sogar schnell lebensbedrohlich werden!

Symptome einer Pneumonie bei älteren Menschen sind zum Beispiel Husten (oft mit bräunlichem / rostfarbenem Auswurf) und Atemnot. Die bräunliche Farbe des Auswurfs entsteht durch Blutbeimengungen.

Die Atemnot, die häufig eine Lungenentzündung bei älteren Menschen begleitet, beruht auf der verminderten Leistungsreserve der Lunge im Alter. Manchmal müssen die Betroffenen vorübergehend sogar im Krankenhaus beatmet werden.

Bei einem schweren Krankheitsverlauf können vor allem ältere Menschen durch Sauerstoffmangel und Kohlendioxid-Anstieg in eine Art Dämmerzustand geraten, bei dem sie auf ihre Umwelt verwirrt oder vollkommen teilnahmslos (apathisch) wirken. Dann ist ebenfalls eine Behandlung im Krankenhaus notwendig.

Menschen mit einer beeinträchtigten Immunabwehr sind besonders anfällig für eine Lungenentzündung. Die Symptome können hier stärker ausgeprägt sein und länger anhalten. Sie schwächen den ohnehin beeinträchtigten Körper zusätzlich. Zu einer geschwächten Immunabwehr kommt es zum Beispiel im Rahmen einer immunsuppressiven Therapie. Das ist eine Behandlung, mit der die Funktion des Immunsystems bewusst eingeschränkt oder ganz unterdrückt werden soll (beispielsweise nach einer Organtransplantation).

Aber auch bei Erkrankungen wie AIDS oder der Zuckerkrankheit (Diabetes mellitus) können das Immunsystem deutlich schwächen.

Bei Menschen mit einer schwachen Immunabwehr kann zudem eine seltene Form der Lungenentzündung auftreten, die bei Menschen mit normalen Abwehrkräften praktisch überhaupt nicht vorkommt: die sogenannte Pneumocystis-Pneumonie, die durch den Pilz Pneumocystis jirovecii hervorgerufen wird.

Wie eine Lungenentzündung behandelt wird, richtet sich nach ihrer Ursache. Auch das Alter des Patienten und eventuell bestehende Begleit- oder Vorerkrankungen spielen eine Rolle bei der Wahl der Therapie. Nicht wirksam ist eine Antibiotikabehandlung bei einer durch Viren ausgelösten oder jeder anderen, nicht bakteriellen Form der Lungenentzündung. Dennoch werden auch dann häufig begleitend Antibiotika verschrieben. Der Grund: Man beugt einer zusätzlichen Infektion (Superinfektion) mit Bakterien vor.

Ebenfalls wirkungslos ist eine Antibiotika-Therapie, wenn einzelne Erreger-Stämme eine sogenannte Resistenz entwickelt haben, also unempfindlich gegenüber bestimmte Antibiotika sind. Resistente Bakterien kommen besonders oft in Krankenhäusern vor, weil dort Antibiotika sehr häufig angewendet werden.

Bei einer Lungenentzündung, die durch Viren, Pilze oder Parasiten ausgelöst wurde, ist der Behandlungsansatz ein anderer als bei einer bakteriellen Pneumonie.

Zu Behandlung werden Medikamente eingesetzt, die vor allem die Beschwerden lindern und Folgeerkrankungen verhindern sollen, wie z.B.

- Antitussiva (z.B. Codein, Dextromethorphan) dämpfen den Hustenreiz bei trockenem Reizhusten,
- Sekretolytika (Schleimlöser, zum Beispiel Acetylcystein, Bromhexin) erleichtern das Abhusten bei produktivem Husten,
- Schmerz- und Fiebermittel (z.B. ASS, Paracetamol) dämpfen die Allgemeinsymptome wie Gliederschmerzen und Fieber.

Achtung:
Hustenblocker und Hustenlöser dürfen niemals gleichzeitig eingenommen werden. Der verstärkt gelöste Schleim kann sonst nicht abgehustet werden - die Atemnot verschlimmert sich!

Die Pneumonie ist die häufigste zum Tode führende Infektion in Westeuropa. Sie steht in der bundesweiten Todesursachen-Statistik auf Platz 5, ungefähr 3 bis 5% der Patienten sterben jährlich daran. Besonders gefährlich sind die Erkrankungen, die im Krankenhaus erworben werden, die so genannten nosokomialen Pneumonien. Sie sind meist schwer behandelbar, denn ihre Erreger erweisen sich gegen viele Antibiotika als widerstandsfähig (resistent).

(Quelle: www.netdoktor.de et al.)

20. Die Osteoporose

Die Osteoporose (Knochenschwund) ist eine der wichtigsten Volkskrankheiten. In Deutschland leiden Millionen Menschen daran, besonders ältere Frauen. Bei den Betroffenen baut sich die Knochensubstanz verstärkt abgebaut.

Es handelt sich um einen Knochenschwund, eine chronische Erkrankung der Knochen, bei der das Verhältnis von Knochenaufbau und Knochenabbau sowie Knochendichte und Knochenqualität gestört ist. Durch die Zerstörung der knöchernen Mikroarchitektur wird die Knochenstruktur porös und fragil. Das lässt den Knochen an typischen Stellen wie der Hüfte, der Wirbelsäule oder dem Unterarm oft schon unter dem Einfluss von Alltagskräften brechen, die ansonsten unbeschadet toleriert werden und die der Knochen eigentlich tragen sollte (Fragilitätsbrüche).

Der Verlust an Knochenmasse beträgt bei gesunden älteren Menschen pro Jahr normalerweise zwischen 0,5 und 1%. Bei Osteoporosekranken liegt er höher, in schweren Fällen sogar bei bis zu 6% pro Jahr.

Mediziner unterscheiden zwei Formen der Osteoporose: die primäre Form, die überwiegend nach den Wechseljahren bei der Frau oder im Alter bei beiden Geschlechtern auftritt, und die sekundären Formen, die eine altersunabhängige Folge von Erkrankungen mit Störungen des Stoffwechsels oder des Hormonhaushalts ist. Zu diesen Erkrankungen gehören beispielsweise Typ-1-Diabetes, Schilddrüsenüberfunktion oder rheumatoide Arthritis. Ebenso können bestimmte Medikamente wie „Kortison" oder spezielle Antihormone eine sekundäre Osteoporose auslösen. Familiäres Vorkommen, höheres Alter, häufige Stürze, übermäßiger Alkohol- und Nikotingenuss und verminderte körperliche Bewegung begünstigen eine Osteoporose stark.

Ohne Behandlung schreitet die Erkrankung schleichend voran und es kommt zu einem kontinuierlichen Verfall der betroffenen Knochen.

Insgesamt begünstigen verschiedene Risikofaktoren die Entstehung der Osteoporose. Ernährung, die wenig knochenfreundlich ist (etwa kalziumarme Kost), sowie Bewegungsmangel sind hier als Erstes zu nennen.

Besonders ab dem 70. Lebensjahr führt ein ernährungsbedingter Mangel an Kalzium und Vitamin D zu Knochenschwund. So bewirken übermäßige Diäten, überhöhter Kaffeegenuss, der Missbrauch von Abführmitteln und zu viel Phosphat in der Nahrung, dass die Knochen zu wenig Kalzium und Vitamin D erhalten. Das begünstigt eine Osteoporose.

Auch übermäßiger Alkohol- und Nikotingenuss gelten als Risikofaktoren für Knochenschwund.

Zur Vorbeugung und Unterstützung der Behandlung sind regelmäßige körperliche Bewegung und eine kalziumreiche Ernährung von immenser Bedeutung sowie eine ausreichende Vitamin D-Versorgung.

Mit dem Alter steigt die Gefahr, durch osteoporosebedingte Knochenbrüche pflegebedürftig zu werden. In Deutschland haben beispielsweise 1,65 Millionen Frauen und 900.000 Männer Osteoporose bedingte Wirbelkörperfrakturen zu beklagen.

Die Weltgesundheitsorganisation (WHO) hat die Osteoporose zu einer der wichtigsten zehn Volkskrankheiten unserer Zeit erklärt.

(Quelle: Internisten-im-Netz.de)

21. Die Arthrose

Bei einer Arthrose ist ein Gelenkknorpels so geschädigt, er sich nicht selbst wieder reparieren kann. Zusätzlich verändert sich durch Verlust von Gelenkknorpel der Gelenkknochen. Häufig tritt eine Arthrose dann auf, wenn Gelenke dauerhaft zu stark beansprucht werden.

Die Arthrose kann ein oder mehrere Gelenke befallen. Im letzteren Fall sprechen Mediziner auch von einer Polyarthrose. Knie- und Hüftgelenke sind besonders häufig betroffen, aber auch Hände bzw. Finger sowie die Schulter und das Sprunggelenk können erkranken. Am häufigsten sind die Hüft- und Kniegelenke betroffen.

Bleibt eine Arthrose unbehandelt, wird irgendwann jede Bewegung zur Qual.

Eine Arthrose kann auftreten, wenn sich die Knorpel zwischen den Gelenken mit den Jahren abnutzen. Sie kann aber auch die Folge von Verletzungen, Gelenkinfektionen durch Bakterien oder einer Gelenk-Fehlstellung sein. Entzündliche Gelenkveränderungen können ebenfalls zu einer Arthrose führen.

Eine Arthrose kündigt sich langsam an. Ein erstes Zeichen ist oft der "Anlaufschmerz". Man läuft los und bemerkt auf den ersten Metern ein Ziehen oder ein Spannungsgefühl in Knie oder Hüfte. Später kommt ein Belastungsschmerz hinzu. Dieser Schmerz tritt erst nach längerem Gehen auf. Anfangs sind die Schmerzen eher flüchtig, im fortgeschrittenen Stadium können sich viele Patienten nur noch unter Schmerzen bewegen. Es kommt zu einem Dauerschmerz, der auch noch nachts besteht. Oft ist das betroffene Gelenk dann auch geschwollen und überwärmt. Ein Gelenkerguss hat sich gebildet. Man nennt diesen Zustand aktivierte Arthrose.

Typische Symptome der Arthrose sind:

- Gelenksteifigkeit (Morgensteifigkeit)
- Gelenkschmerzen bei Belastung (Belastungsschmerz)
- Gelenkschwellungen
- Dauerschmerz des Gelenks
- Verspannte Muskeln um das Gelenk
- Anlaufschmerzen (Schmerzen zu Beginn einer körperlichen Aktivität),
- verringerte Beweglichkeit,
- Gelenkverdickung,

Bei aktivierter Arthrose: Überwärmung, Rötung, Dauerschmerz
Es gibt mehrer Möglichkeiten, eine Arthrose zu diagnostizieren, wie beispielsweise:

- Körperliche Untersuchung,
- Röntgenbilder,
- Computertomografie (CT) oder
- Magnetresonanztomografie (MRT)

Zerstörter Knorpel lässt sich nicht wieder aufbauen. In der Arthrose-Therapie geht es darum, vorhandenen Knorpel zu erhalten.

Wichtig dazu ist Bewegung. Wenn die Gelenke schon so sehr schmerzen, dass die Patienten sich kaum noch bewegen können, ist das Ziel, die Schmerzen unter Kontrolle zu bekommen.

Zur Behandlung einer Arthrose gibt es mehrere Möglichkeiten:
- eine Behandlung mit Medikamenten
- eine Operation

Die wichtigsten Medikamente in der Arthrose-Therapie sind sogenannte nichtsteroidale Antirheumatika (NSAR). Das sind Schmerz- und Entzündungshemmer. Sie wirken bei Arthrose sehr gut, können aber den Magen und die Blutgefäße angreifen.
Bei dauerhafter Einnahme haben fast alle nichtsteroidalen Antirheumatika unerwünschte Nebenwirkungen.
Ist die Arthrose weit vorangeschritten und verursacht starke Schmerzen, kann eine Kortisonspritze in das Gelenk helfen. Kortison beruhigt das Gelenk und bewirkt, dass es abschwillt.
Im frühen Stadium kann Arthrose oft ohne Medikamente behandelt werden. Mögliche Behandlungsformen sind:

- Krankengymnastik / Physiotherapie
- eine physikalische Therapie
- Anstreben eines normalen Körpergewichts
- Gezielte Übungen können die Gelenke schützen und wieder beweglich machen. Sinnvolle Sportarten sind zum Beispiel Schwimmen, Radfahren oder Nordic Walking (oder auch einfach Spaziergänge).
- Ruckartige Bewegungen wie beim Squash-Spielen dagegen belasten sie eher. Die Deutsche Rheuma-Liga hilft mit ihren Bewegungsangeboten.

Je nach Schweregrad der Arthrose gibt es unterschiedliche Operationsverfahren.
a) die gelenkerhaltende Operation
Bei dieser Operationsform beseitigen die Ärzte entweder eine Gelenk-Fehlstellung, oder sie entfernen lose Knorpelteile.

b) die Gelenkprothese
Ist es nicht möglich, das Gelenk zu erhalten, kann eine Gelenkendoprothese sinnvoll sein. Heutzutage ist das ein Routine-Eingriff. Besonders häufig sind Hüft- und Kniegelenksendoprothesen.

c) die Gelenkversteifung
Einige Gelenke dagegen lassen sich nicht so leicht ersetzen, etwa das Sprunggelenk im Fuß. Eine Lösung in dem Fall: In einer Operation wird es versteift. Das beseitigt den Schmerz und behindert die Patienten im Alltag nicht allzu sehr.

22. Der Schlaganfall (Hirnschlag, Apoplex)

Der Schlaganfall ist eine plötzliche Durchblutungsstörung im Gehirn. Er wird auch Apoplex oder Apoplexie, Gehirnschlag, Hirninsult, apoplektischer Insult oder zerebraler Insult genannt.

Jedes Jahr erleiden rund 200.000 Menschen in Deutschland einen Hirnschlag. Betroffen sind vor ältere Menschen.

Die akute Durchblutungsstörung des Gehirns hat zur Folge, dass die Gehirnzellen zu wenig Sauerstoff und Nährstoffe erhalten. Dadurch sterben sie ab. Je nachdem, welche Gehirnregion betroffen ist und wie schwerwiegend der Hirnschlag ist, zeigen sich unterschiedlich starke Schlaganfall-Symptome. Sehr oft zeigen sich akute Schwäche, Taubheits- und Lähmungsgefühle in einer Körperseite.

Erkennbar wird das zum Beispiel daran, dass der Mundwinkel und das Augenlid an einer Seite herabhängen, und/oder der Patient einen Arm nicht mehr bewegen kann. Dabei ist die linke Körperseite betroffen, wenn der Schlaganfall in der rechten Hirnhälfte auftritt, und umgekehrt.

Ist der Patient vollständig gelähmt, spricht das für einen Schlaganfall im Hirnstamm.

Auch plötzliche Sehstörungen sind häufige Schlaganfall-Symptome:

Die Betroffenen berichten zum Beispiel, dass sie nur noch verschwommen sehen können oder Doppelbilder wahrnehmen. Auch ein plötzlicher, vorübergehender Sehverlust auf einem Auge kann auf einen Hirnschlag hindeuten. Durch die akuten Sehstörungen kann es passieren, dass der Betroffene stürzt oder - während einer Autofahrt - einen Unfall verursacht.

Eine akut auftretende Sprachstörung kann ebenfalls Anzeichen eines Schlaganfalls sein: Manche Patienten sprechen plötzlich verwaschen oder lallend, verdrehen Buchstaben oder können gar nicht mehr reden. Oft können Schlaganfall-Patienten auch nicht mehr verstehen, was man zu ihnen sagt. Das wird als Sprachverständnisstörung bezeichnet.

Weitere mögliche Anzeichen für einen Schlaganfall können plötzlicher Schwindel und sehr starke Kopfschmerzen sein.

Ausfälle von Gehirnfunktionen können die Folge sein wie zum Beispiel Taubheitsgefühle, Lähmungserscheinungen, Sprach- oder Sehstörungen. Bei rascher Behandlung können sie sich manchmal wieder zurückbilden; in anderen Fällen bleiben sie dauerhaft bestehen. Ein schwerer Schlaganfall kann auch tödlich enden.

Wer schon einmal einen Schlaganfall hatte, trägt ein erhöhtes Risiko für einen weiteren Apoplex. So bekommen etwa 40 von 100 Menschen, die schon einen Hirnschlag überstanden haben, innerhalb von zehn Jahren einen weiteren. Auch das Risiko für weitere Herz-Kreislauf-Erkrankungen (z.B. Herzinfarkt) ist bei Schlaganfall-Patienten erhöht.

Eine vorübergehende Durchblutungsstörung im Gehirn, also ein „Mini-Schlaganfall" wird als "Transitorische ischämische Attacke" (kurz: TIA) bezeichnet. Sie ist ein frühes Warnzeichen für einen Schlaganfall.

Die TIA entsteht meist durch winzige Blutgerinnsel, die kurzzeitig die Durchblutung eines Hirngefäßes beeinträchtigen. Der Betroffene merkt das zum Beispiel an vorübergehenden Sprach- oder Sehstörungen. Manchmal stellt sich für kurze Zeit auch eine Schwäche, Lähmung oder ein Taubheitsgefühl in einer Körperhälfte ein. Eine vorübergehende Verwirrtheit oder Bewusstseinsstörung kann ebenfalls auftreten.

Solche TIA-Symptome treten immer plötzlich auf und verschwinden nach Minuten oder wenigen Stunden wieder. Trotzdem sollte man umgehend einen Arzt aufsuchen: Wird schnell die richtige Therapie eingeleitet, lässt sich ein "echter" Schlaganfall oftmals verhindern.

Ein Schlaganfall entsteht nicht aus dem Nichts heraus. Verschiedenste Faktoren können zu seiner Entstehung beitragen.

Das Risiko für einen Schlaganfall nimmt mit den Lebensjahren zu. Daneben gibt es sehr viele Risikofaktoren, die man gezielt reduzieren kann. Dazu gehört zum Beispiel Bluthochdruck (Hypertonie): Er führt zu "Gefäßverkalkung" (Arteriosklerose), das heißt, es bilden sich Ablagerungen an der Innenwand der Gefäße. Dadurch werden die Gefäße zunehmend enger. Das begünstigt einen Schlaganfall. Dabei gilt: Je schwerer der Bluthochdruck, desto wahrscheinlicher wird ein Schlaganfall.

Typische und bekannte Risiken für einen Schlaganfall (Hirnschlag) sind beispielsweise:

Rauchen: Unter anderem fördert Rauchen die Gefäßverkalkung (Arteriosklerose) und Fettstoffwechselstörungen – beides sind weitere Risikofaktoren für einen Schlaganfall. Außerdem bewirkt Rauchen, dass sich die Gefäße verengen. Der resultierende Blutdruckanstieg begünstigt einen Hirnschlag. Rauchen verringert darüber hinaus die Sauerstoffmenge, die von den roten Blutkörperchen (Erythrozyten) transportiert werden kann. Die Gewebe und Organe bekommen dadurch weniger Sauerstoff, so auch das Gehirn. Dieses signalisiert daraufhin dem Knochenmark, mehr rote Blutkörperchen für den Sauerstofftransport zu produzieren. Durch den Zuwachs an Erythrozyten wird aber das Blut „eingedickt". Dadurch fließt es schlechter durch die noch dazu verengten Gefäße. Nicht zuletzt steigert Rauchen die Gerinnungsbereitschaft des Blutes – vor allem dadurch, dass die Blutplättchen klebriger werden. So bilden sich leichter Blutgerinnsel, die ein Gefäß verstopfen können. Passiert dies im Gehirn, resultiert daraus ein ischämischer Schlaganfall.

Alkohol: Hoher Alkoholgenuss – egal, ob regelmäßig oder nur selten – erhöht das Risiko für einen Schlaganfall. Vor allem die Gefahr für eine Hirnblutung steigt an. Außerdem birgt regelmäßiger Alkoholgenuss weitere Gesundheitsgefahren (wie Suchtpotenzial, erhöhtes Krebsrisiko).

Übergewicht: Übergewicht erhöht das Risiko für viele verschiedene Erkrankungen. Dazu zählt neben Diabetes und Bluthochdruck auch der Schlaganfall.

Bewegungsmangel: Mögliche Folgen sind Übergewicht und Bluthochdruck. Beides begünstigt einen Schlaganfall.

Fettstoffwechselstörungen: LDL-Cholesterin ("böses" Cholesterin) und andere Blutfette sind Teil der Ablagerungen, die sich bei Arteriosklerose an den Innenwänden von Gefäßen bilden. Hohe Blutfettwerte (wie ein hoher Cholesterinspiegel) steigern also über die Arteriosklerose das Schlaganfall-Risiko.

Zuckerkrankheit: Diabetes mellitus schädigt die Blutgefäßwände, wodurch sie sich verdicken. Das beeinträchtigt den Blutfluss. Zudem verschlimmert Diabetes eine bestehende Arteriosklerose. Insgesamt haben Diabetiker so ein zwei- bis dreimal höheres Schlaganfall-Risiko als Menschen, die nicht zuckerkrank sind.

Vorhofflimmern: Diese Herzrhythmusstörung erhöht das Schlaganfall-Risiko, weil sich dabei leicht Blutgerinnsel im Herzen bilden. Diese können – mitgerissen vom Blutstrom – im Gehirn ein Gefäß verstopfen (ischämischer Schlaganfall). Noch größer ist diese Gefahr, wenn zusätzlich weitere Herzerkrankungen bestehen wie Koronare Herzkrankheit (KHK) oder Herzschwäche.

verengte Halsschlagader (Karotisstenose): Sie beruht meist auf Gefäßverkalkung (Arteriosklerose) und verursacht oft lange Zeit keine Beschwerden. Mögliches Frühsymptom ist eine TIA (transitorische ischämische Attacke). Ob symptomlos oder nicht – die Karotisstenose erhöht das Risiko für einen ischämischen Schlaganfall (Hirninfarkt).

Hormonpräparate für Frauen: Die Einnahme der Verhütungspille erhöht das Schlaganfall-Risiko. Das gilt besonders bei Frauen mit weiteren Risikofaktoren wie Bluthochdruck, Rauchen, Übergewicht oder Aura-Migräne. Auch die Einnahme von Hormonpräparaten in den Wechseljahren (Hormonersatztherapie, HET) erhöht das Risiko für einen Schlaganfall.

usw.

(Quelle: netdoktor.de)

23. Der Herzinfarkt

Drei wichtige Koronaarterien versorgen die Vorder-, Seiten- und Hinterwand des Herzmuskels mit Blut. Diese Blutversorgung ist sehr wichtig für die Herzmuskelzellen.

Wird dieser Blutfluß aus irgendwelchen Gründen, zum Beispiels durch einen akuten Verschluss eines Herzkranzgefäßes gestoppt, sind die Herzmuskelzellen nach spätestens zwei bis vier Stunden abgestorben. Das macht den Myokadinfarkt zu einem lebensgefährlichen Ereignis.

Wie viel Herzmuskelgewebe beim Verschluss eines Herzkranzgefäßes vom Absterben bedroht ist, hängt insbesondere davon ab, ob zum Beispiel ein größeres Gefäß oder nur ein kleinerer Seitenast verschlossen ist. Die abgestorbenen Herzmuskelzellen werden allmählich durch Narbengewebe ersetzt. Sind größere Bereiche des Herzmuskels betroffen und narbig verändert, schränkt dies die Funktion des Herzens ein – es kommt zu einer Herzschwäche (Herzinsuffizienz). Nicht selten bereiten dann potenziell gefährliche Unregelmäßigkeiten des Herzrhythmus (ventrikuläre Extrasystolen und ventrikuläre Tachykardien) zusätzlich Probleme.

In erster Linie sind Durchblutungsstörungen des Herzmuskels, verursacht durch Herzinfarkte, die Ursache für etwa 20 Prozent aller Todesfälle in Europa.

Dem Herzinfarkt liegt meist eine Arteriosklerose (Gefäßwandverkalkung) der Herzkranzgefäße zugrunde. Ärzte bezeichnen dies und die sich daraus ergebenden Beschwerden als koronare Herzkrankheit (KHK).

Bekannte Risikofaktoren für eine koronare Herzkrankheit sind beispielsweise:

• erhöhte Blutfette (vor allem das LDL-Cholesterin und Lipoprotein (a))

• Bluthochdruck

• Zuckerkrankheit (Diabetes mellitus)

• Rauchen

• ungesunde Ernährung

• Übergewicht

• Bewegungsmangel

• Stress

• (mögliche) erbliche Belastung

100

Typische Anzeichen eines Herzinfarktes sind plötzlich einsetzende, länger als fünf Minuten anhaltende, starke Schmerzen oder ein Druck- oder Schweregefühl hinter dem Brustbein ("Angina pectoris"). Die Schmerzen können in den linken Arm, seltener in beide Arme oder in den rechten Arm, in den Hals oder Kiefer ausstrahlen. Häufige Begleiterscheinungen sind kalter Schweiß, Blässe, Engegefühl in der Brust, Übelkeit, Atemnot, Unruhe und Angst.

Wichtig:

Treten diese typischen Anzeichen auf, muss sofort die Telefonnummer 112 angerufen oder der Notarzt alarmiert werden!

In seltenen Fällen bereitet ein Herzinfarkt gar keine Schmerzen – Mediziner sprechen dann von einem "stummen Infarkt". Dies kann bei Diabetikern vorkommen, wenn die Schmerzempfindung durch eine Schädigung der Organnerven (autonome Neuropathie) stark vermindert ist.

Auch andere lebensbedrohliche Erkrankungen im Brustraum können Beschwerden auslösen, die einem Herzinfarkt ähneln. Dazu zählen zum Beispiel der Einriss der großen Körperschlagader (Aortendissektion), ein Pneumothorax (Luft im Pleuraspalt mit Kollaps einer Lunge) oder eine Lungenembolie.

Wichtige Maßnahmen, bis der Notarzt eingetroffen ist, sind zum Beispiel:

- beengende Kleidung öffnen,
- den Patienten bequem und mit leicht angehobenem Oberkörper lagern,
- jede Aufregung vermeiden!
- Beruhigend mit dem Betroffenen sprechen,
- bei einem evtl. Kreislaufstillstand unverzüglich mit der Wiederbelebung beginnen
- Herzdruckmassage (100 -120 mal pro Minute) durchführen

Wer auf einen gesunden Lebensstil achtet, kann einem Herzinfarkt vielfach vorbeugen. Dazu gehört:

Mit dem Rauchen aufhören! Raucher haben ein etwa dreimal so hohes Infarktrisiko wie Nichtraucher.

Gesundes und ausgewogenes Essen. Empfohlen wird die sogenannte Mittelmeerkost: Wenig tierische Fette und Fleisch, stattdessen pflanzliche Öle, viel Obst und Gemüse.

Regelmäßige Bewegung. Für Patienten mit Herzleiden gibt es spezielle Herzsportgruppen.

Übergewicht abbauen!

Bluthochdruck behandeln lassen. Neben einer salzarmen Ernährung und regelmäßiger Bewegung sind zur Therapie einer Hypertonie meist Medikamente nötig.

Bei Diabetes: Möglichst gute Werte anstreben. Richtlinie sind - soweit mit dem Arzt nicht anderes vereinbart ist - ein Blutzuckerwert von 100 bis 125 mg/dl nüchtern (5,6 bis 6,9 mmol/l) und ein HbA1c von 6,5 bis 7,5 Prozent. Gesunde Ernährung und viel Bewegung können auch hier bereits einiges bewirken. Daneben sind unter Umständen Medikamente notwendig.

(Quelle: apotheken-umschau.de)

24. Die Arteriosklerose

Die Arterien transportieren sauerstoff- und nährstoffreiches Blut vom Herzen zu den anderen Organen.

Wenn sich im Laufe der Zeit in den Gefäßen Kalk-, Bindegewebs- und Fettablagerungen entwickeln, kann dadurch der Blutfluss behindert und auch die Gefäßwände geschwächt werden..

Diese Veränderungen in den Gefäßen gehen langsam vor sich. Sie verursachen zunächst keine Symptome. Durch die fortschreitende Gefäßverengung kann das Blut die betroffenen Organe in zunehmendem Maße nicht mehr ausreichend mit Sauerstoff versorgen.

Als Folge davon verkalken die arteriellen Blutgefäße und es kommt zu einer Arteriosklerose. Als Folgeereignis einer Arteriosklerose kann eine Organschädigung eintreten.

Für die Entstehung einer Arteriosklerose gibt es mehrere Theorien. Man geht zum Beispiel davon aus, dass ein Zusammenspiel von Ablagerungen und Gefäßverengung zu einer Arteriosklerose führt.

So etwa verursacht ein zu hoher Blutfettwert (LDL-Cholesterin) Entzündungsprozesse, wenn sich diese Fettkristalle an die Gefäßinnenwände legen. Aus diesen entstehen Ablagerungen – sogenannte Plaques –, welche im weiteren Verlauf an Größe zunehmen und verkalken.

Da die Ablagerungen mit der Zeit wachsen, entstehen Engstellen (Stenosen), durch die das Blut nicht mehr reibungslos hindurchfließen kann.

Plaques können jedoch auch plötzlich zu einer Unterbrechung des Blutflusses führen, indem ihre Hülle bricht, man spricht von Plaqueruptur. Es kommt zu einer Auflagerung gefäßverschließender Blutgerinnsel (Thromben), eine Thrombose kann sich bilden.

Im schlimmsten Fall kann ein gefäßverschließendes Blutgerinnsel (Thrombus) im Herzen einen Infarkt verursachen, im Bauch zum Absterben von Darmteilen führen oder in den Beinen schwere Durchblutungsstörungen bewirken, die mitunter eine Amputation erforderlich machen. Ebenso kann ein Thrombus aber auch aus einer verengten Halsarterie "weggespült" werden und im Gehirn einen Gefäßverschluss (Schlaganfall) verursachen, in geringerer Zahl können auch Hirnblutungen durch Risse in einer geschwächten Gefäßwand entstehen.

Tritt die Arteriosklerose in den Beinarterien auf, spricht man von der peripheren arteriellen Verschlusskrankheit, pAVK (Schaufensterkrankheit). Sie macht sich durch Symptome wie Schmerzen beim Gehen und im späteren Verlauf auch durch belastungsunabhängige Schmerzen bemerkbar. Neben dieser peripheren arteriellen Verschlusskrankheit sind die Halsschlagader, die Hirnarterien sowie die Herzkranzgefäße besonders häufig von der Arterienverkalkung betroffen. Verengen sich die Gefäße im Bereich des Herzens immer weiter, kommt es zu einer Minderversorgung des Herzmuskels: Die Herzmuskelzellen erhalten zu wenig oder gar keinen Sauerstoff sowie Nährstoffe, wodurch sie sogar absterben können. Letztendlich kann sich zum Beispiel eine koronare Herzkrankheit (KHK) entwickeln. Die koronare Herzkrankheit geht unter anderem mit Kurzatmigkeit und Brustenge (Angina pectoris) einher. Wenn der Durchmesser eines Herzkranzgefäßes um circa 70 Prozent verringert ist, hat die betroffene Person ein besonders hohes Risiko, zum Beispiel einen Herzinfarkt zu erleiden. Gefäßverkalkungen können aber auch im Gehirn vorkommen. Durchblutungsstörungen des Gehirns können dann einen ischämischen Schlaganfall (Hirninfarkt) auslösen. Ischämisch bedeutet, dass der Hirninfarkt auf eine plötzliche Minderdurchblutung von Nervenzellen zurückzuführen ist (im Gegensatz zum hämorrhagischen Schlaganfall, der durch eine Einblutung ausgelöst wird). Er tritt meistens plötzlich auf und kann sich zum Beispiel durch Sprachstörungen, Gesichtsfeldausfälle und/oder Lähmungserscheinungen äußern. Bekannte Risikofaktoren für eine Arteriosklerose sind zum Beispiel

- Ein erhöhter LDL-Cholesterinspiegel (genetisch bedingt oder aufgrund eines ungesunden Lebensstils)
- Diabetes mellitus (Zuckerkrankheit)
- Übergewicht
- Bewegungsmangel
- Bluthochdruck
- Rauchen
- Alkoholkonsum

Eine Heilung der Arteriosklerose ist nicht möglich. Aber man kann das Voranschreiten einer Arteriosklerose aufhalten und das Risiko für Folgeerkrankungen senken, indem man seinen Lebensstil durch folgende Maßnahmen ändert:

mit dem Rauchen aufhören.

regelmäßige Bewegung im Alltag einbauen.

gesunde Lebensmittel im Speiseplan integrieren.

(Quelle: cholesterin-neu-verstehen.de)

25. Die Infusion

Man sagt oft: Jemand „hängt am Tropf", wenn Nahrung, Flüssigkeit oder Medikamente auf diesem Weg zugeführt werden müssen.

Bei einer Infusion erhält der Patient größere Mengen an Flüssigkeit, die kontrolliert und gezielt in den Körper geschleust werden. Auf diesem Wege wird der Körper ausreichend mit Wasser, Nährstoffen und Salzen, aber auch Medikamenten versorgt. Schon um 1870 wurde damit begonnen, Medikamente zu infundieren – genau genommen waren es Schmerzmittel während Operationen.

Im Allgemeinen ist bei einer Infusion die intravenöse Versorgung gemeint, bei der die Punktion meist in eine Vene der Armbeuge oder den Handrücken erfolgt. Man spricht bei Injektionen und Infusionen von einer parenteralen Gabe und meint damit die Umgehung des Magen-Darm-Traktes. Im Gegensatz zur sogenannten Transfusion erhält der Patient bei Infusionen keine Blutprodukte wie zum Beispiel rote Blutkörperchen oder Blutgerinnungseiweiße.

Ist eine intravenöse Infusion nicht möglich oder indiziert gibt es Alternativen. Man unterscheidet hierbei nach Zugangsweg und Infusionsdauer.

Es gibt - je nach Einsatzzweck- verschiedene Arten von Infusionen:

- Elektrolytlösungen enthalten Elektrolyte (Salze) wie zum Beispiel Natrium, Kalium oder Calcium. Eine Sonderform ist die NaCl- Infusion (Natriumchlorid), die reines Kochsalz enthält.
- Glukoselösungen enthalten neben Salzen vor allem Glukose (Traubenzucker).
- Kolloidale Lösungen enthalten Kolloide wie zum Beispiel Hydroxyethylstärke. Diese großen, wasserbindenden Moleküle dienen der Aufrechterhaltung des Blutdrucks.

- Infusionstherapie mit Medikamenten: Viele Medikamente können nur nach Auflösen in einer Infusionslösung – zum Beispiel in einer NaCl-Infusion – verabreicht werden.

Eine Infusionslösung wird immer dann appliziert, wenn die Herz-Kreislauf-Funktion eines Patienten unterstützt werden muss.

Mögliche Anwendungsgebiete sind unter anderem:
- Blutverlust nach Unfällen oder bei inneren Blutungen
- Infusionen als Teil einer künstlichen Ernährung
- Ersatz von Elektrolyten bei Salzmangel
- Unterzuckerung
- Flüssigkeitsmangel, zum Beispiel bei großer Hitze oder Durchfall

Verabreichung von löslichen Medikamenten, zum Beispiel bei einer Chemotherapie
Am häufigsten erfolgt die Gabe von Infusionen über eine Vene.

Hierzu ist ein dauerhaft liegender venöser Zugang (Venenkatheter oder Portkatheter bei einer Chemotherapie) nötig, der sich sowohl an Armen oder Beinen, als auch am Hals befinden kann.

Eine subkutane Infusion ermöglicht das schnelle Verabreichen großer Flüssigkeitsmengen. Dazu legt der Arzt eine dünne Nadel unter die Haut (Subkutis). Die kleinen Blutgefäße nehmen die Infusionslösungen auf und leiten sie in den Blutkreislauf weiter.

Die Flüssigkeit aus den Infusionsflaschen oder -beuteln fließt über einen Kunststoffschlauch und den Katheter oder eine Infusionsnadel in den Körper. Bei längerer Gabe – etwa auf Intensivstationen – werden besondere Infusionspumpen, die eine genaue Dosierung ermöglichen, verwendet.

Welche Risiken birgt eine Infusion?

Grundsätzlich kann sich bei einer Infusion der notwendige Zugang durch eingeschleppte Erreger entzünden. Der Arzt wird dann den Katheter beziehungsweise die Nadel entfernen und gegebenenfalls ein Antibiotikum verordnen. Beim Legen des Zugangs können Nervenverletzungen oder Blutungen entstehen.

In Abhängigkeit der Infusionslösung kann es zu verschiedenen Komplikationen kommen.

Mögliche Probleme und Komplikationen sind zum Beispiel:
- Verabreichung zu hoher Elektrolytkonzentrationen
- Allergische Reaktionen und Nierenfunktionsstörungen
- Glukoselösungen: Überwässerung oder Bewusstseinsstörungen
- Verschiebungen des Säure-Base-Haushalts
- Überschießende Blutdrucksteigerung
- Belastung des Herzens durch zu große Flüssigkeitsmengen
- Bildung von Ödemen (Wasserablagerungen im Gewebe)
- Venenreizungen und Fehllage des Venenkatheters

Bei länger andauernden Infusionen müssen die Elektrolytwerte regelmäßig kontrolliert werden.

Es ist auf Hautreizungen zu achten. Rötungen oder Überwärmungen im Bereich der Einstichstelle der Infusionsnadel können auf Entzündungen hindeuten.

Typische Symptome von Komplikationen, die bei einer Infusion auftreten können, sind beispielsweise Bewusstseinsstörungen, Schwellungen oder Atemnot.

(Quelle: netdoktor.de)

26. Die kapillare Blutentnahme

Um wiederholte Gefäßpunktionen zu Untersuchungszwecken und die damit verbundenen Gefahren für die Patienten zu vermeiden, kann als Alternative zur Gewinnung von venösem oder arteriellem Blut auch Kapillarblut entnommen werden.

Kapillarblut kann man für folgende Untersuchungen nehmen:
Blutzucker,
* Blutgerinnung,
* Elektrolyte,
* Hämoglobin,
* Thrombozyten,
* zur Blutgasanalyse (BGA) oder
* zum Screening von Neugeborenen auf Stoffwechselkrankheiten.

Mögliche Punktionsstellen sind:
* das Ohrläppchen
* die Seiten der Fingerbeere
* der Unterarm oder die Ferse (nur bei Neugeborenen und Säuglingen üblich)

Eine Blutentnahme zur Blutzuckermessung kann anstatt am Finger an der Handfläche, dem Handballen oder Unterarm vorgenommen werden.
Für die Stechhilfe muss allerdings eine andere Endkappe verwendet werden, um Blut an den genannten Stellen zu entnehmen.
Die kapilläre Blutentnahmemethode ist technisch einfach und vom Laien und mit geringem Materialaufwand durchführbar. Ein Nachteil ist die geringe verfügbare Blutmenge. Außerdem ist im Kapillarblut die Trennung von Plasma und Serum nur schwierig durchführbar.
Zur professionellen Kapillarblutentnahme werden grundsätzlich Schutzhandschuhe getragen.
Eine Desinfektion der Haut zur kapillären Blutentnahme wird für unnötig erachtet. Patienten sollten sich jedoch vor dem Einstich die Hände mit Seife waschen. Das dient der Sauberkeit und Durchblutung in den Fingern.
Wird jedoch eine alkoholische Hautantiseptik praktiziert, muss das Desinfektionsmittel vor der Punktion sorgfältig abgetrocknet sein.

Es kommt sonst durch Verdünnungseffekt oder Reste des Desinfektionsmittels zu veränderten Testergebnissen.

Ein Pflaster auf der Einstichstelle schützt zunächst den Patienten vor Verschmutzung oder Infektion der Einstichstelle, es verhindert zudem die Blutkontamination anderer.

Der Arbeitsplatz am Blutzucker-Messgerät sollte immer sauber hinterlassen werden. Eine Desinfektion der Arbeitsflächen mit 70 %igem Alkohol ist nach jeder Nutzung angebracht.

Im Rahmen der kapillaren Blutentnahme ergeben sich für die Pflegefachkraft folgende Schwerpunkte:
- Vorbereitung des Materials
- korrekte Durchführung der kapillaren Blutentnahme
- evtl. Blutprobenanalyse (Blutzuckerbestimmung)
- Nachsorge

Zur Materialvorbereitung sollten auf einem desinfizierten Tablett die erforderlichen Materialien gerichtet werden:
- stark hyperämisierende Salbe (z. B. Finalgon extra stark) für die BGA-Untersuchung
- Schutzhandschuhe
- keimarme Tupfer
- steril verpackte Einmallanzetten oder Stechhilfe mit verstellbarer Einstichtiefe (Tiefeneinstellungen von 0,51 bis 2,04 mm)
- Abwurfbehältnis für benutzte Lanzette
- Teststreifen oder Glaskapillare
- kleines Pflaster
- evtl. Messgerät

Vor dem Einstechen für die Kapillarblutentnahme können Patienten Folgendes tun, um ausreichend Blut in die Finger zu bekommen:
- den Arm für eine kurze Zeit locker an der Seite hängen lassen
- Hände unter lauwarmes Wasser halten und gegeneinanderreiben
- den betreffenden Finger vorsichtig von der Handfläche zur Fingerkuppe massieren
- zur Vorbereitung der Blutgasanalyse mit arterialisiertem Kapillarblut das Ohrläppchen oder die Fingerbeere 5 – 10 Min. vor der Punktion mit der hyperämisierenden Salbe bestreichen
- vor der Punktion die Salbe gründlich abwischen
- Verfallsdatum der Teststreifen kontrollieren
- bei Testsystemen kontrollieren, dass die Chargennummer der Teststreifen mit der Geräteeinstellung (Code erscheint im Display beim Einschalten des Gerätes) übereinstimmt
- mit der Lanzette ausreichend tief und senkrecht zur Haut schnell und ohne zu bohren einstechen (vorsichtiges, zögerliches Einstechen schmerzt eher); am besten eignen sich Stechhilfen

- Niemals in die Fingerbeere stechen, sondern immer in die Seite der Fingerkuppe. Die Blutversorgung ist hier besser und das Schmerzempfinden geringer. Es bietet sich eher der Ringfinger der nichtbevorzugten Hand an, also nicht der meist angebotene rechte Zeigefinger des Rechtshänders. Nicht den Daumen anstechen!
- Den ersten austretenden Blutstropfen mit einem sauberen Tupfer abwischen (er kann zuviel Gewebeflüssigkeit enthalten)
- Fingerbeere leicht zusammendrücken, damit ein ausreichend großer Blutstropfen entsteht (Fingerbeere nicht pressen oder quetschen, das verursacht das Verdünnen der Blutprobe durch Gewebeflüssigkeit und verfälscht das Messergebnis)

Blutstropfen je nach Untersuchungstechnik entweder:
- auf das vorgesehene Feld des Teststreifens tropfen lassen (Blutzuckerbestimmung),
- luftblasenfrei in eine waagrecht gehaltene Mikrokapillare aufsteigen lassen (BGA) und unmittelbar anschließend untersuchen oder
- den Sensor an den Blutstropfen führen und vom Messsystem einsaugen lassen.

Achtung: Für den Mitarbeiter besteht Infektionsgefahr durch Stichverletzungen mit der Lanzette oder durch Blutkontamination. Die geplante Einstichstelle muss sauber und gut durchblutet sein. Sie darf nicht ödematös oder entzündet sein.

Bei Patienten mit Kreislaufzentralisation (z. B. im Schock, bei starkem Blutverlust oder Unterkühlung) kann die kapillare Untersuchungsmethode nicht angewendet werden.
Oft wird gerne auch aus dem Ohrläppchen Kapillarblut entnommen.
Diese Methode ist weitgehend schmerzfrei. Außerdem ist hier die Infektionsgefahr der kleinen Wunde weniger groß als an der Fingerbeere, die ständigen Kontakt zu keimbesiedelten Gegenständen hat.
Von Vorteil ist zudem, dass empfindliche Menschen nicht ihr eigenes Blut sehen. Dadurch wird die Gefahr eines Kreislaufschocks verringert. Für die Selbstmessung scheidet diese Punktion jedoch aus. Nachteilig ist auch eine mögliche Verschmutzung der Kleidung des Patienten.
Die Ergebnisse der Blutgasanalyse aus dem Kapillarsystem haben eine größere Schwankungsbreite als die Untersuchungsergebnisse von Blut aus großen Arterien (A. radialis oder A. femoralis). Bei stark gefährdeten Patienten (Atmung, Herz-Kreislauf) auf Intensivstationen ist die Blutgasanalyse aus dem Kapillarsystem deshalb nicht ausreichend.
Blutzuckerwerte können bei Bestimmung z. B. am Unterarm im Vergleich zum BZ-Wert an der Fingerbeere abweichen.
Dies kommt unter anderem durch Unterschiede in der regionalen, oberflächlichen Hautdurchblutung und der verzögerten Einstellung des Glukosegleichgewichts nach Nahrungsaufnahme sowie nach Applikation von Insulin zustande. Muss der Patient mit stark schwankenden Blutzuckerwerten rechnen, sollte der Blutzucker grundsätzlich nur aus dem kapillaren Blut aus der Fingerbeere bestimmt werden.

(Quelle: Thiemes Pflege; Lehrbuch für Pflegende in Ausbildung)

27. Basale Stimulation

Unter „Basaler Stimulation" versteht man ein umfassendes Konzept für die pädagogische, pflegerische oder therapeutische Arbeit mit schwerst beeinträchtigten Menschen aller Altersstufen, das voraussetzungslos Angebote an kurzzeitig oder langfristig schwer kommunikations- und aktivitätsbeeinträchtigte Menschen macht.

Basale Stimulation unterstützt durch ganzheitliche, körperbezogene Kommunikation schwer beeinträchtigte Menschen und fördert ihre Wahrnehmungs-, Kommunikations-, und Bewegungsfähigkeiten.

„Basal" bedeutet "zum Grund oder zur Basis hin orientiert", wird aber auch als Synonym für "grundlegend" benutzt. Dabei setzt Basale Stimulation auf einfache Mittel wie beispielsweise auditive Angebote, vibratorische Anregungen und bewusste Berührungen.

Ziel ist es, den eigenen Körper wahrzunehmen. Denn dies ist Voraussetzung, um einen Zugang zu Mitmenschen und der Umwelt aufbauen zu können.

Nonverbale, basale Kommunikation ermöglicht Austausch zwischen Menschen – über die Grenzen von Behinderungen und Beeinträchtigungen hinweg.

Bei der Basalen Stimulation geht es primär darum, die Fähigkeiten eines Menschen mit Einschränkungen zu entdecken und auszubauen. Sie kann dazu führen, dass sich Wahrnehmung, Kommunikation und Bewegung sowie persönliche und räumliche Orientierung verbessern. Basale Stimulation fragt nicht nach der „Funktionsstörung" und den Defiziten – also dem, was gemeinhin „die Krankheit" ist. Sondern sie fragt und sucht nach dem Potenzial eines Menschen, mit der Umwelt zu kommunizieren. Dazu werden Impulse des Patienten aufgenommen und weiterverfolgt. Die humanen Begegnungen zwischen Pflegenden und

Patienten werden strukturiert, die Pflegenden lernen, unnötige Irritationen und Störungen zu vermeiden und Sicherheit zu geben.

Die Förderung eines Grundvertrauens durch individuell angepasste Rituale, Wiederholungen und persönliche Pflegeangebote gehört zum Kern der Basalen Stimulation. Die Ganzheitlichkeit des Menschen stellt eine Ressource dar, die die Pflege nutzen sollte. Selbst Menschen, die im Koma liegen und anscheinend nicht zur Kontaktaufnahme fähig sind, nehmen wahr, erleben soziale Kontakte, fühlen und erinnern sich und versuchen, sich zu strukturieren.

Basale Stimulation versteht sich

- als Angebot körperbezogenen und ganzheitliches Lernens,
- als umfassende Entwicklungsanregung in sehr frühen Lebensphasen
- als Orientierung in unklaren, Wahrnehmungs-, Kommunikations- und Bewegungssituationen
- als Stressreduzierung für Menschen in belastenden Grenzsituationen, z.B. in schweren gesundheitlichen Krisen
- als Begleitung von Menschen in ihrem Sterben
- als psychotherapeutisch orientierte Begleitung in schwierigen Wahrnehmungs- und Kommunikationsphasen

Basale Stimulation beruht auf einem Pflegeverständnis, das den Menschen mit seiner individuellen Entwicklung ins Zentrum stellt. Unterstützen und Begleiten sind Hauptaufgaben der Pflege und nicht Gesundmachen, Korrigieren und Belehren.

Impulse des Patienten werden aufgenommen und weiter verfolgt. Standardisierte routinemäßige Abfolgen werden möglichst vermieden und den Bedürfnissen des Patienten angepasst.

Angehörige sind sowohl Betroffene wie auch Co-Therapeuten. Es kann sehr sinnvoll sein, die Angehörigen des Betroffenen in die basal stimulierende Pflege zu integrieren, sie anzuleiten und zu beraten.

Sie können dadurch ihre eigene Situation besser verarbeiten und neue Wege zur Kommunikation und Begleitung entwickeln.

Bewusstseinsveränderte Patienten können das wahrnehmen und oftmals aktiver werden, wenn sie sich von einer bekannten und vertrauten Person umgeben fühlen.

Die Integration der Angehörigen kann über Initialberührung, Berührung, atemstimulierende Einreibung (ASE), Massagen bis hin zur angeleiteten basal stimulierenden Ganzkörperwaschung schrittweise erfolgen. Angehörige entwickeln hier oft ein sehr kreatives Potenzial.

Pflege sollte Patienten dabei unterstützen, ihre persönliche Umwelt aktiv mitzugestalten, z. B. das Bett oder den Nachttisch.

Wer in einer Welt leben muss, die nur von anderen arrangiert wird, kann diese Welt nicht als seine Welt akzeptieren.

(Quelle: www.basale-stimulation.de)